essentials

Essentials liefern aktuelles Wissen in konzentrierter Form. Die Essenz dessen, worauf es als „State-of-the-Art" in der gegenwärtigen Fachdiskussion oder in der Praxis ankommt. *Essentials* informieren schnell, unkompliziert und verständlich

- als Einführung in ein aktuelles Thema aus Ihrem Fachgebiet
- als Einstieg in ein für Sie noch unbekanntes Themenfeld
- als Einblick, um zum Thema mitreden zu können

Die Bücher in elektronischer und gedruckter Form bringen das Fachwissen von Springerautor*innen kompakt zur Darstellung. Sie sind besonders für die Nutzung als eBook auf Tablet-PCs, eBook-Readern und Smartphones geeignet. *Essentials* sind Wissensbausteine aus den Wirtschafts-, Sozial- und Geisteswissenschaften, aus Technik und Naturwissenschaften sowie aus Medizin, Psychologie und Gesundheitsberufen. Von renommierten Autor*innen aller Springer-Verlagsmarken.

Pierluigi Parisi

Phänomenologie der bipolaren Störung

Psychopathologische Beschreibung durch Lyrik

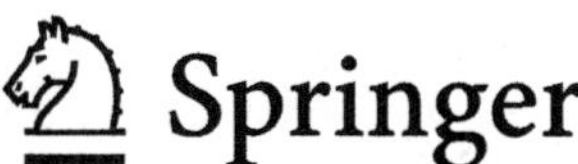

Pierluigi Parisi
Baden-Baden, Baden-Württemberg,
Deutschland

ISSN 2197-6708   ISSN 2197-6716   (electronic)
essentials
ISBN 978-3-662-72710-2   ISBN 978-3-662-72711-9   (eBook)
https://doi.org/10.1007/978-3-662-72711-9

Die Deutsche Nationalbibliothek verzeichnet diese Publikation in der DeutschenNationalbibliografie; detaillierte bibliografische Daten sind im Internet über https://portal.dnb.de abrufbar.

Planung/Lektorat: Katrin Lenhart
Springer ist ein Imprint der eingetragenen Gesellschaft Springer-Verlag GmbH, DE und ist ein Teil von Springer Nature.
Die Anschrift der Gesellschaft ist: Heidelberger Platz 3, 14197 Berlin, Germany

Was Sie in diesem *essential* finden können

- Die bipolare Störung, ihre Typen und Krankheitsbilder.
- Einen philosophisch-psychopathologischen Ansatz im Verständnis dieser psychiatrischen Erkrankung.
- Erstmals weltweit eine phänomenologische Beschreibung der bipolaren Störung anhand von Gedichten und Texten einer Patientin.
- Phänomenologische Beschreibung der Zeit-, Raum- und Weltwahrnehmung der Patientin.
- Die Wichtigkeit der Selbstreflexion und der Krankheitseinsicht im Rahmen der Psychotherapie und des alltäglichen Lebens bipolarer Patienten.

Inhaltsverzeichnis

Über den Autor

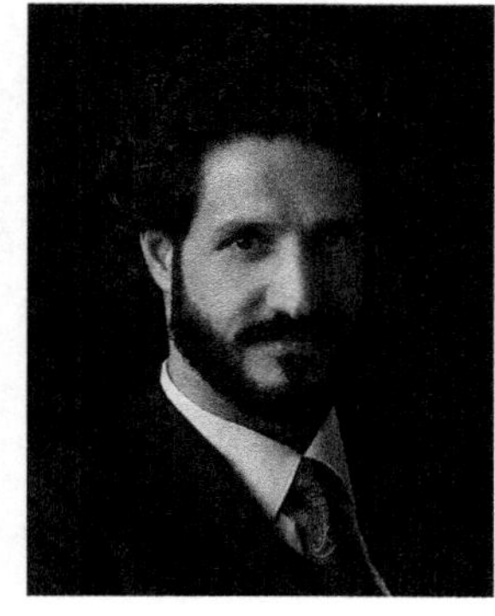

Dr. phil. Dr. med. Pierluigi Parisi ist italienischer Philosoph, Mediziner, Kunsthistoriker, Ethno-Anthropologe und Jurist.

Die Forschung von Pierluigi Parisi widmet sich der Interpretation der zeitgenössischen Epocheauf der Grundlage eines inter- und multiperspektivischen Ansatzes, der Einsichten derPhilosophie- und Kulturgeschichte des Abendlandes integriert. Seit 2016 erarbeitet er eineumfassende philosophische Theorie und entwickelt phänomenologische Beschreibungenaktueller Fragestellungen. Als Polyglott hielt Parisi bereits im Alter von 16 Jahren seinen erstenöffentlichen Vortrag und gab mit 21 seine erste universitäre Vorlesung. Über zwei Jahrzehntehinweg hat er zu vielfältigen Themen der Kultur- und Geisteswissenschaften sowie zur menschlichen Existenz publiziert. Seine Monographien und Aufsätze sind auf Italienisch,Englisch und Deutsch erschienen. Parisis intellektuelle und akademische Entwicklung wurdeauch durch seine Begegnungen mit verschiedener Gelehrten und Nobelpreisträgerunterschiedlicher Disziplinen bereichert.

Nach dem Diplom für Musiktheorie und Solfeggio an der Musikhochschule in Lecce erwarb eran der Università Cattolica del Sacro Cuore in Rom den Abschluss in Medizin. Seinen Bachelorin Philosophie absolvierte er an der Università del

Salento in Lecce und seinen Master an derUniversità di Trento; den Master in Kunst- und Architekturgeschichte sowie in Ethno-Anthropologie hat er an der Università La Sapienza in Rom abgeschlossen. An der Universitàdegli Studi in Bari hat er das Studium in Rechtswissenschaften erfolgreich durchlaufen. Darüberhinaus verfasste er zwei Promotionen, eine in theoretischer Philosophie an der PontificiaUniversitas Gregoriana in Rom sowie eine weitere in Medizin an der Ruprecht-Karls-Universitätin Heidelberg. Aktuell absolviert er eine Facharztweiterbildung in Psychiatrie undPsychotherapie in Deutschland.

E-Mail-Adresse: info@pierluigiparisi.eu

Einleitung 1

Die phänomenologische Psychiatrie repräsentiert einen der erkenntnis-
theoretisch anspruchsvollsten und anthropologisch fundiertesten Ansätze innerhalb der psychiatrischen Theoriegeschichte des 20. Jahrhunderts. Ihre methodi-
sche Eigenständigkeit verdankt sie der Übernahme und Weiterentwicklung der
transzendental-phänomenologischen Perspektive Edmund Husserls, deren Grund-
prinzip in der systematischen Rückbindung aller Sinnkonstitution an das leiblich
fundierte, intentional strukturierte Bewusstsein liegt. Im Sinne der phänomenologischen Reduktion *(Epoché)* werden objektivierende Deutungsmuster suspen-
diert, um die subjektive Erlebnisweise der Welt – das *so und nicht anders Ge-
gebensein* des Phänomens – in seiner prä-reflexiven Konstitution zu erfassen[1].

Bereits in Karl Jaspers' *Allgemeiner Psychopathologie* (1913)[2] vollzog sich
eine methodologische Wendung, welche die Psychopathologie vom naturalisti-
schen Erklärungsparadigma emanzipierte und einer verstehenden Hermeneutik
im Geiste Diltheys (1883)[3] den Vorzug gab. Die psychopathologische Symptomatik wird fortan nicht als bloßer Index neuronaler Dysfunktionen gedeutet,
sondern als Ausdruck einer spezifischen Modifikation des existenziellen Weltverhältnisses – als *Verstehensproblem,* nicht bloß als *Erklärungsgegenstand.*

---

[1] Husserl, E. (2009), *Ideen zu einer reinen Phänomenologie und phänomenologischen
Philosophie,* Meiner Verlag, Hamburg.

[2] Jaspers, K. (2012), *Allgemeine Psychopathologie,* Springer, Berlin-Heidelberg-New York.

[3] Dilthey, W. (2017). *Einleitung in die Geisteswissenschaften,* Holzinger Verlag, Berlin.

P. Parisi, *Phänomenologie der bipolaren Störung,* essentials,
https://doi.org/10.1007/978-3-662-72711-9_1

Diese erkenntnistheoretische Umorientierung wurde von Ludwig Binswanger in seiner *Daseinsanalyse* systematisch weitergeführt (1942)[4]. In produktiver Auseinandersetzung mit der Fundamentalontologie Martin Heideggers (1927) konzipierte Binswanger das psychopathische Phänomen nicht als Defekt psychischer Funktionen, sondern als Modifikation der Grundverhältnisse des menschlichen *In-der-Welt-Seins*[5]. Dabei wird etwa das depressive Erleben als eine Einengung der existenziellen Möglichkeitsstruktur, das manische hingegen als eine entgrenzte, hyperbolische Entfaltung von Weltbezug interpretiert.

Einen entscheidenden Akzent setzte auch Eugène Minkowski, der in Auseinandersetzung mit Henri Bergsons Zeitphilosophie (1889)[6] das Konzept des *temps vécu,* der gelebten Zeit, in die Psychopathologie einführte[7]. Insbesondere in der Schizophrenie, aber auch in melancholischen Zuständen, erkannte Minkowski eine Disruption der inneren Zeitlichkeit, einen Verlust der dynamischen Orientierung auf ein Zukünftiges hin, wodurch die existentielle Kohärenz des Daseins empfindlich gestört wird.

Nach einer Phase der Marginalisierung im Zuge der Operationalisierung psychiatrischer Diagnostik (DSM, ICD) erlebt die phänomenologische Psychiatrie seit der Jahrtausendwende eine bemerkenswerte Renaissance. Maßgeblich beteiligt an dieser Neubelebung sind Autoren wie Wolfgang Blankenburg[8], Thomas Fuchs[9], Giovanni Stanghellini[10], Louis Sass[11], Matthew Ratcliffe[12] und Pierluigi Parisi[13], deren Arbeiten nicht nur die phänomenologische Tradition erneuern,

---

[4] Binswanger, L. (1993), *Grundformen und Erkenntnis menschlichen Daseins,* Roland Asanger Verlag, Heidelberg.

[5] Heidegger, M. (2006), *Sein und Zeit,* Max Niemeyer Verlag, Tübingen.

[6] Bergson, H. (2013), *Philosophie der Dauer,* Meiner Verlag, Hamburg.

[7] Minkowski, E. (2013). *Le temps vécu,* PUF, Paris.

[8] Blankenburg, W. (2012), *Der Verlust der natürlichen Selbstverständlichkeit,* Parodos Verlag, Berlin.

[9] Fuchs, T. (2008), *Leib, Raum, Person. Entwurf einer phänomenologischen Anthropologie,* Klett-Cotta, Stuttgart.

[10] Stanghellini, G. (2017), *Lost in Dialogue. Anthropology, Psychopathology, and Care,* Oxford University Press, Oxford.

[11] Sass, L. A. (1992), *Madness and Modernism,* Harvard University Press, Cambridge, MA.

[12] Ratcliffe, M. (2015), *Experiences of Depression: A Study in Phenomenology,* Oxford University Press, Oxford.

[13] Parisi, P. (2024), *A Phenomenological Interpretation of Schizophrenia. Subjectivation, Framework and Perspective,* Springer, Heidelberg.

sondern sie auch mit gegenwärtigen Ansätzen der *Embodiment*-Forschung, der Affekttheorie und der neurophänomenologischen Perspektive zu verbinden wissen.

Vor diesem Hintergrund versteht sich die phänomenologische Psychiatrie nicht als nostalgisches Residuum geisteswissenschaftlicher Pathographie, sondern als zukunftsoffenes, methodologisch elaboriertes Paradigma, das die Erfahrungswirklichkeit psychisch erkrankter Subjekte in ihrer strukturellen Komplexität zu rekonstruieren vermag.

Der vorliegende Beitrag unternimmt den Versuch, diesen Zugang auf das klinische Phänomen der bipolaren affektiven Störung anzuwenden. In phänomenologischer Perspektive manifestieren sich Depression und Manie nicht bloß als gegenläufige Affektlagen, sondern als qualitativ differente Modalitäten des Welt- und Selbstbezugs. Die depressive Phase erscheint hier als existenzielle Stillstellung: eine De-temporalisierung der Lebenszeit, eine Reduktion der Intentionalität, eine Affizierung des leiblichen Eigenraums und ein Einbruch in die intersubjektive Weltstruktur. Die Manie hingegen offenbart sich als Entgrenzung der intentionalen Orientierung, als Expansion des Möglichkeitsfeldes, als eine Überdeterminierung der Bedeutung im Sinne eines übermäßigen *Sinnüberschusses,* der die Kohärenz des Erlebens destabilisiert.

Zur differenzierten phänomenologischen Analyse dieser Polarität wird im Folgenden ein ungewöhnlicher Quellenkorpus herangezogen: Gedichte und Texte, verfasst von der Patientin Frau T. H., mit bipolarem Störungsbild. Diese Texte sind nicht bloß als subjektive Selbstzeugnisse zu lesen, sondern als verdichtete Artikulationen eines modifizierten Weltverhältnisses. Die poetische Sprache fungiert hier gleichsam als Medium einer impliziten Phänomenologie, durch welche sich existenzielle Strukturen – wie Zeitlichkeit, Leiblichkeit, Sinnhorizont und Intersubjektivität – auf nicht-propositionale Weise manifestieren.

Dieses Buch zeigt erstmals eine phänomenologische Beschreibung der bipolaren Störung anhand von Gedichten und Texten einer Patientin, Frau T. H.

Die vorliegende Untersuchung verfolgt demnach zwei komplementäre Zielsetzungen: Zum einen soll gezeigt werden, dass die phänomenologische Psychiatrie ein angemessenes Instrumentarium bietet, um die komplexen Erfahrungsdimensionen bipolarer Erkrankungen zu rekonstruieren. Zum anderen soll der heuristische Wert poetischer Ausdrucksformen als Zugang zum gelebten Leiden hervorgehoben werden – nicht im Sinne einer literarischen Illustration, sondern als Form der existenzanalytischen Offenbarung.

Die Bipolare Störung 2

Die bipolare Störung ist ein komplexe psychiatrische Erkrankung, die den affektiven Störungen zuzuordnen ist. Sie äußert sich klinisch durch den Wechsel von Phasen, in denen die Stimmung übermäßig erhöht ist, die sogenannte hypomanische und/oder manische Phasen, und Phasen, in denen die Stimmung deutlich niedergeschlagen ist, bekannt als depressive Phasen.

Wenn bei einer Person innerhalb eines Jahres mindestens 4 Episoden von Manie, Hypomanie oder Major-Depression auftreten, entwickelt sich ein Rapid Cycling[1]: etwa 15–20 % der Patienten mit bipolaren Störungen entwickelt ein Rapid Cycling und 80–90 % davon sind Frauen[2] (Abb. 2.1).

---

[1] Miola, A., Fountoulakis, K. N., Baldessarini, R. J., Veldic, M., Solmi, M., Rasgon, N., Ozerdem, A., Perugi, G., Frye, M. A., Preti, A. (2023). *Journal of Psychiatric Research, 164,* 404–415; Gigante, A. D., Barenboim, I. Y., Dias, R., Toniolo, R. A., Mendonça, T., Miranda-Scippa, A., Kapczinski, F., Lafer, B. (2016). *Revista Brasileira de Psiquiatria, 38,* 270–274; Kilziet, N., Akiskal, H. S. (1999), Rapid-Cycling Bipolar Disorder. An Overview of Research and Clinical Experience. *Psychiatric Clinics of North America, 22,* 585–607; Carvalho, A. F., Dimellis, D., Gonda, X., Vieta, E., McIntyre, R. S., Fountoulakis, K. N. (2014). Rapid Cycling in Bipolar Disorder: A Systematic Review. *The Journal of Clinical Psychiatry, 75,* 578–586.

[2] In einem Jahr treten mindestens 4 affektive Krankheitsepisoden auf: Lieb, K., Frauenknecht, S. (2019). *Intensivkurs Psychiatrie und Psychotherapie.* Elsevier, 222.

P. Parisi, *Phänomenologie der bipolaren Störung,* essentials, https://doi.org/10.1007/978-3-662-72711-9_2

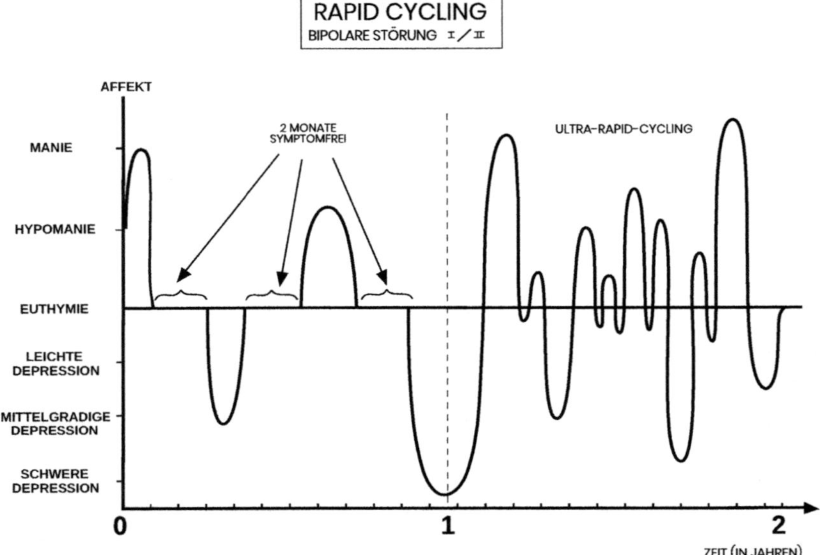

Abb. 2.1 Möglicher Verlauf der bipolaren Störung, Rapid Cycling und Ultra Rapid Cycling

Die bipolare Störung beeinflusst nicht nur die Stimmung, sondern auch den Antrieb und die kognitiven Funktionen in tiefgreifender Weise und hat erhebliche Auswirkungen auf das soziale und berufliche Leben der betroffenen Person[3].

---

[3] Malhi, G. S., Ivanovski, B., Hadzi-Pavlovic, D., Mitchell, P. B., Vieta, E., Sachdev, P. (2007). Neuropsychological Deficits and Functional Impairment in Bipolar Depression, Hypomania and Euthymia. *Bipolar Disorders, 9,* 114–125; Videira Días, V., Brissos, S., Martínez-Arán, A., Kapczinski, F. (2008). Neurocognitive Functioning in Euthymic Patients with Bipolar Type I Disorder. *Acta Medica Portuguesa, 21,* 527–538; Thompson, J. M., Gray, J. M., Crawford, J. R., Hughes, J. H., Young, A. H., Ferrier, I. N. (2009). Differential Deficit in Executive Control in Euthymic Bipolar Disorder. *Journal of Abnormal Psychology, 118,* 146–160; Solé, B., Bonnin, C. M., Torrent, C., Balanzá-Martínez, V., Tabarés-Seisdedos, R., Popovic, D., Martínez-Arán, A., Vieta, E. (2012). Neurocognitive Impairment and Psychosocial Functioning in Bipolar II Disorder. *Acta Psychiatrica Scandinavica, 125,* 309–317; Baune, B. T., Malhi, G. S. (2015). A Review on the Impact of Cognitive Dysfunction on Social, Occupational, and General Functional Outcomes in Bipolar Disorder. *Bipolar Disorders, 17,* 41–55; Samalin, L., De Chazeron, I., Vieta, E.,

Im Folgenden wird eine Klassifikation der bipolaren Störung in 4 Typen dargestellt[4].

2.1 Bipolare Störung Typ I

Der früheste Text, in dem die bipolare Störung erwähnt wird, stammt von Aretaeus von Kappadokien, einem im 2. Jahrhundert n. Chr. in Rom tätigen Arzt. Die heutige Klassifikation hat ihre Wurzeln in der modernen Epoche und geht auf die Studien von Emil Kraepelin zurück, der die bipolare Störung von der Schizophrenie unterschied[5].

Die bipolare Störung Typ I ist die schwerste und bekannteste Form der bipolaren Störung, bei der eine manische Episode von schweren depressiven oder hypomanischen Episoden gefolgt wird oder ihnen vorausgegangen sein kann (Abb. 2.2). Für die Diagnose sind schwere depressive Episoden jedoch nicht zwingend erforderlich.

Sowohl in der manischen als auch in der schweren depressiven Episode können psychotische Symptome auftreten[6].

Bellivier, F., Llorca, P.-M. (2016). Residual Symptoms and Specific Funcional Impairments in Euthymic Patients with Bipolar Disorder. *Bipolar Disorders, 18,* 164–173; Lima, I. M. M., Peckham, A. D., Johnson. S. L. (2018). Cognitive Deficits in Bipolar Disorders: Implications for Emotion. *Clinical Psychology Review, 59,* 126–136.

[4]Akiskal, H. S., Pinto, O. (1999). The Evolving Bipolar Spectrum. Prototypes I, II, III and IV. *Psychiatric Clinics of North America, 22,* 517–534.

[5]Trede, K., Salvatore, P., Beathge, C., Gerhard, A., Maggini, C., Baldessarini, R. J. (2005). Manic-Depressive Illness: Evolution in Kraepelin's Textbook 1883–1926. *Harvard Review of Psychiatry, 13,* 155–178; Zaccagni, M., Colombo, P. P., Aceti, F. (2008). Storia del disturbo bipolare: da Areteo di Cappadocia al DSM-IV e bipolar spectrum. *Rivista di Psichiatria, 43,* 348–360.

[6]Canuso, C. M., Bossie, C. A., Zhu, Y., Youssef, E., Dunner, D. L. (2008). Psychotic Symptoms in Patients with Bipolar Mania. *Journal of Affective Disorders, 111,* 164–169; Lindenmayer, J.-P., Bossie, C. A., Kujawa, M., Zhu, Y., Canuso, C. M. (2008). Dimensions of Psychosis in Patients with Bipolar Mania as Measured by the Positive and Negative Syndrome Scale. *Psychopathology, 41,* 264–270; Nehme, E., Obeid, S., Hallit, S., Haddad, C., Salame, W., Tahan, F. (2018). Impact of Psychosis in Bipolar Disorder During Manic Episodes. *The International Journal of Neuroscience, 128,* 1128–1134; Caldieraro, M. A., Dufour, S., Sylvia, L. G., Gao, K., Ketter, T. A., Bobo, W. V., Walsh, S., Janos, J., Tohen, M., Reilly-Harrigton, N. A., McElroy, S. L., Shelton, R. C., Bowden, C. L., Deckersbach, T.,

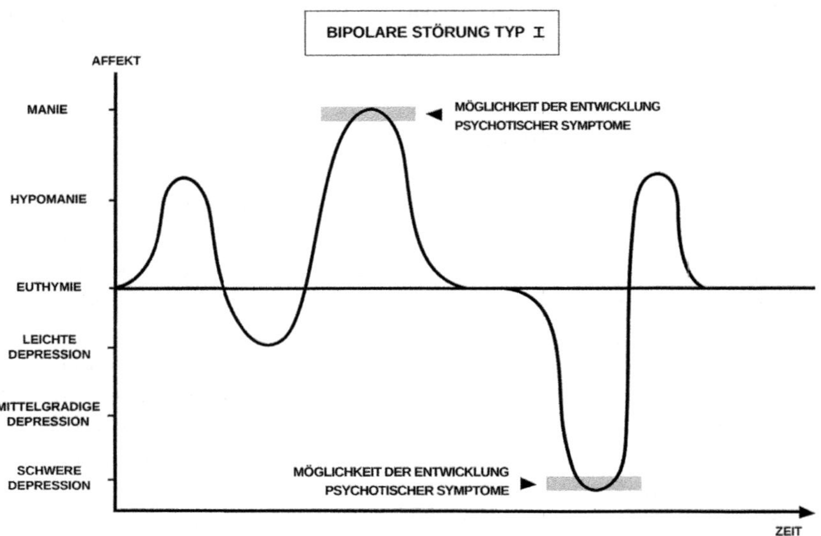

Abb. 2.2 Möglicher Verlauf der bipolaren Störung, Typ I

Die manische Episode ist gekennzeichnet durch abnorm gehobene, expansive und gereizte Stimmung für mindestens eine Woche:
Darüber hinaus müssen mindestens 3 der folgenden Merkmale vorliegen:

- gesteigerte Aktivität oder motorische Ruhelosigkeit
- Logorrhö
- Ideenflucht
- Verlust normaler sozialer Hemmungen, was zu einem den Umständen unangemessenen Verhalten führt
- vermindertes Schlafbedürfnis
- überhöhte Selbsteinschätzung oder Größenwahn
- Ablenkbarkeit oder andauernder Wechsel von Aktivitäten oder Plänen

Nierenberg, A. A. (2018). Treatment Outcomes of Acute Bipolar Depressive Episode with Psychosis. *Depression and Anxiety, 35,* 402–410.

- tollkühnes oder rücksichtsloses Verhalten, dessen Risiken die Betroffenen nicht erkennen
- gesteigerte Libido oder sexuelle Taktlosigkeit

Eine manische Episode erfordert eine Hospitalisierung, wenn sie das normale soziale und berufliche Funktionieren des Patienten tiefgreifend beeinträchtigt.

Bei einer *schweren depressiven Episode* liegen mindestens 2 der folgenden 3 Symptome für einen Zeitraum von mindestens 2 Wochen vor:

- depressive Stimmung, in einem für die Betroffenen deutlich ungewöhnlichem Ausmaß, die meiste Zeit des Tages
- verminderter Antrieb oder gesteigerte Ermüdbarkeit
- Anhedonie oder Interessenverlust an Aktivitäten, die normalerweise angenehm waren

Zusätzlich 4 oder 5 der folgenden Symptome:

- reduzierte Konzentrations- und/oder Merkfähigkeit
- Verlust des Selbstvertrauens oder des Selbstwertgefühles, Schuldgefühle
- Perspektivlosigkeit
- Ein- und/oder Durchschlafstörungen oder Hypersomnie
- Appetitverlust oder gesteigerter Appetit mit entsprechender Gewichtsveränderung
- wiederkehrende Gedanken an den Tod oder an Suizid oder suizidales Verhalten
- psychomotorische Agitiertheit oder Hemmung

Die Prävalenz der bipolaren Störung Typ I in der Allgemeinbevölkerung beträgt etwa 1 %[7], steigt jedoch bis zu 11,4 unter Obdachlosen[8]. Die Inzidenz ist bei beiden Geschlechtern ähnlich[9].

---

[7]Clemente, A. S., Diniz, B. S., Nicolato, R., Kapczinski, F., Soares, J. C., Firmo, J. O., Castro-Costa, É. (2015). Bipolar Disorder Prevalence: A Systematic Review and Meta-Analysis of the Literature. *Revista Brasileira de Psiquiatria, 37*, 155–161.

[8]Ayano, G., Shumet, S., Tesfaw, G., Tsegay, L. (2020). A Systematic Review and Meta-Analysis of the Prevalence of Bipolar Disorder Among Homeless People. *BMC Public Health, 20*, 731–741.

[9]Müller, J. K., Leweke, F. M. (2016). Bipolar Disorder: Clinical Overview. *Medizinische Monatsschrift für Pharmazeuten, 39*, 363–369.

Der typische Beginn wird auf ein Alter zwischen 14 und 21 Jahren geschätzt[10]. Der Verlauf kann jedoch von Person zu Person unterschiedlich sein. Zwillingsstudien haben eine Erblichkeit von 85–93 % bei der bipolaren Störung Typ I gezeigt[11].

2.2   Bipolare Störung Typ II

Patienten mit einer bipolaren Störung Typ II weisen Episoden einer Major-Depression oder mittelgradigen Depression auf, die von hypomanischen Phasen mit einer Mindestdauer von 4 Tagen unterbrochen werden. Die hypomanischen Episoden sind durch eine gesteigerte Stimmung und Aktivität gekennzeichnet, führen jedoch nicht zu einer erheblichen Beeinträchtigung der beruflichen Leistungsfähigkeit oder der sozialen Funktionsfähigkeit (Abb. 2.3).

Die zyklothyme Störung[12] (Abb. 2.4) gehört zur bipolaren Störung Typ II. Affektive und Verhaltensstörungen sind in diesem Fall nicht von Halluzinationen oder wahnhaften Ideen begleitet.

Die hypomanische Episode der bipolaren Störung Typ II manifestiert sich durch gleichzeitiges Vorliegen von mindestens 3 der folgenden Merkmale:

1. gesteigerte Aktivität oder motorische Ruhelosigkeit
2. Logorrhö
3. Konzentrationsschwierigkeiten oder Ablenkbarkeit

---

[10] Joslyn, C., Hawes, D. J., Hunt, C., Mitchell, P. B. (2016). Is Age of Onset Associated with Severity, Prognosis, and Clinical Features in Bipolar Disorder? A Meta-Analytic Review. *Bipolar Disorders, 18,* 389–403; Bolton, S., Warner, J., Harriss, E., Geddes, J., Saunders, K. E. A. (2021). Bipolar Disorder: Trimodal Age-At-Onset Distribution. *Bipolar Disorders, 23,* 341–356; Lieb, K., Frauenknecht, S. (2019). *Intensivkurs Psychiatrie und Psychotherapie.* Elsevier, 221.

[11] McGuffin, P., Rijsijk, F., Andrew, M., Sham, P., Katz, R., Cardano, A. (2003). The heritability of Bipolar Affective Disorder and the Genetic Relationship to Unipolar Depression. *Archives of General Psychiatry,* 60, 497–502; Kieseppa, T., Partonen, T., Haukka, J., Kaprio, J., Looqvist, J. (2004). High Concordance of Bipolar I Disorder in a Notionwide Sample of Twins. *American Journal of Psychiatry, 161,* 1814–1821.

[12] Eine über mindestens 2 Jahre andauernde Erkrankung mit einem Wechsel von depressiver und gehobener Stimmung, die jedoch nicht die Kriterien einer depressiven Episode oder Hypomanie erfüllt: Lieb, K., Frauenknecht, S. (2019). *Intensivkurs Psychiatrie und Psychotherapie.* Elsevier, 230.

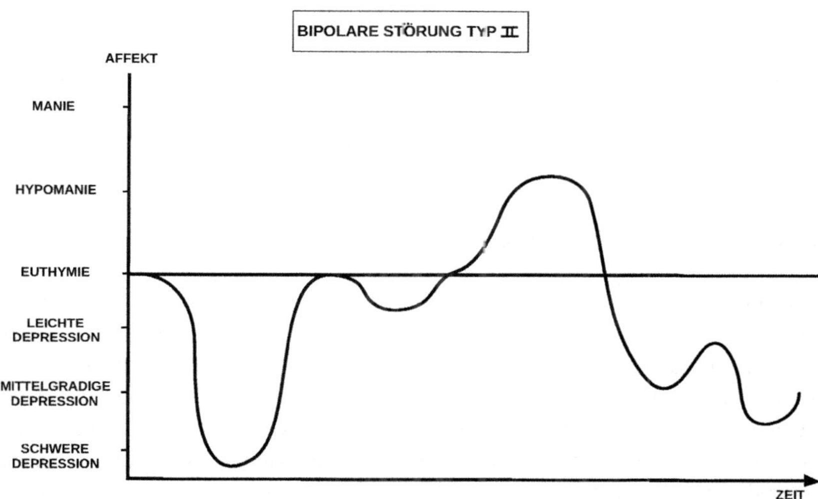

Abb. 2.3   Möglicher Verlauf der bipolaren Störung, Typ II

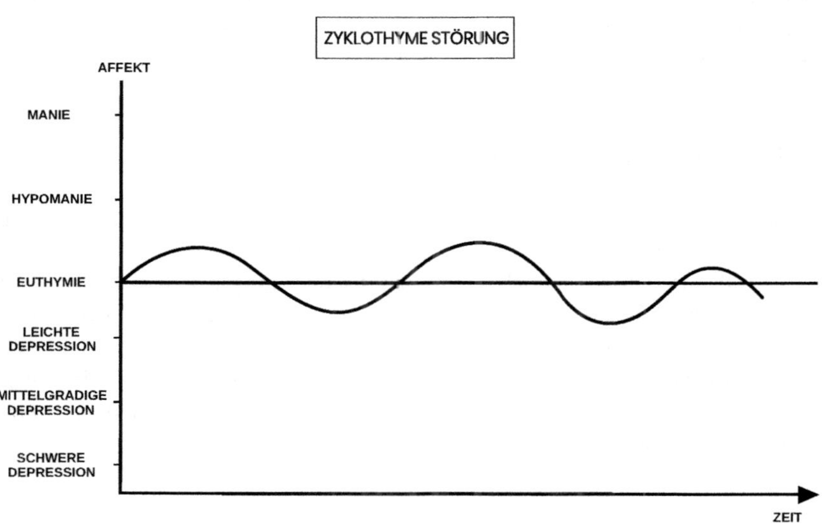

Abb. 2.4   Möglicher Verlauf der zyklothymen Störung

4. vermindertes Schlafbedürfnis
5. gesteigerte Libido
6. übertriebene Geldausgaben oder andere Arten von leichtsinnigem oder verantwortungslosem Verhalten
7. gesteigerte Geselligkeit oder übermäßige Vertraulichkeit

2.3 Bipolare Störung Typ III

Die bipolare Störung Typ III ist keine nosografische Kategorie, die in den bekanntesten und gebräuchlichsten diagnostischen Handbüchern explizit anerkannt wird, wird jedoch häufig in der klinischen und akademischen Fachsprache verwendet. Die bipolare Störung Typ III bezieht sich auf eine durch Medikamente oder andere psychoaktive Substanzen induzierte Form der Bipolarität. Zu den potenziell verantwortlichen Substanzen für eine manische oder hypomanische Episode gehören Antidepressiva (SSRI, SNRI, trizyklische Antidepressiva), Kortikosteroide (Prednison) und dopaminerge Medikamente (L-Dopa).

Zu den psychoaktiven Substanzen zählen z. B. Kokain, Amphetamine und Alkohol. Eine manische oder hypomanische Episode kann durch das Absetzen von Stimmungsstabilisatoren wie Lithium oder Antiepileptika ausgelöst werden. Ohne die Einnahme dieser Medikamente oder Substanzen wäre die manische oder hypomanische Episode nicht ausgelöst worden.

2.4 Bipolare Störung Typ IV

Auch die bipolare Störung Typ IV ist keine nosografische Kategorie, die jedoch häufig in der klinischen Fachsprache verwendet wird.

Der Typ IV wurde erstmals vom libanesischstämmigen Psychiater Hagop S. Akiskal[13] beschrieben und bezeichnet eine hypomanische Episode bei Personen mit einer hyperthymischen Persönlichkeit, die Antidepressiva eingenommen haben (welche die hyperthymische Persönlichkeit verstärken und eine hypomanische Episode auslösen). Bei diesen Patienten treten keine eindeutig manischen Episoden infolge der Einnahme von Antidepressiva auf.

---

[13] Akiskal, H. S., Pinto, O. (1999). The Evolving Bipolar Spectrum. Prototypes I, II, III and IV. *Psychiatric Clinics of North America, 22,* 517–534.

2.5   Krankheitseinsicht

Der Terminus „Krankheitseinsicht" bezeichnet das Ausmaß, in dem ein Individuum die eigene psychische Erkrankung als solche erkennt, ihre Natur und Konsequenzen nachvollziehen kann und deren Behandlungsbedürftigkeit einsieht. Diese Fähigkeit ist ein zentraler metakognitiver Aspekt in der klinischen Psychiatrie und spielt eine entscheidende Rolle für diagnostische, therapeutische sowie prognostische Fragestellungen.

Die initialen empirischen Untersuchungen zur Krankheitseinsicht wurden vornehmlich im Kontext der Schizophrenie durchgeführt[14]. Erst in jüngerer Zeit hat sich die wissenschaftliche Aufmerksamkeit verstärkt auf Patienten mit bipolaren affektiven Störungen gerichtet. Die Fachliteratur weist übereinstimmend darauf hin, dass bei schizophrenen Patienten im Allgemeinen ein deutlich ausgeprägteres Defizit der Krankheitseinsicht besteht als bei Patienten mit bipolaren Störungen[15].

Gleichwohl zeigen sich auch innerhalb der Gruppe bipolar Erkrankter signifikante Einschränkungen der Krankheitseinsicht – insbesondere in spezifischen psychopathologischen Konstellationen. So ist dokumentiert, dass das Vorliegen sogenannter Lifetime Psychotic Features (LPF) – also im Verlauf der Erkrankung manifest gewordener psychotischer Symptome – sowie Beeinträchtigungen des emotionalen Lernens mit einer signifikant reduzierten Krankheitseinsicht assoziiert sind[16].

---

[14]Amador, X. F., Flaum, M., Andreasen, N. C., Strauss, D. H., Yale, S. A., Clark, S. C., Gorman, J. M. (1994). Awareness of Illness in Schizophrenia and Schizoaffective and Mood Disorders. *Archives of General Psychiatry, 51*, 826–836; Minty, A. R., Dobson, K. S., Romney, D. M. (2003). Insight in Schizophrenia: A Meta-Analysis. *Schizophrenia Research, 61*, 75–88.

[15]Amador, X. F., David, A. S. (2004). *Insight and Psychosis.* New York, Oxford University Press; Daban, C., Martinez-Aran, A., Torrent, C., Tabares-Seisdedos, R., Balanza-Martinez, V., Salazar-Fraile, J. (2006). Specificity of Cognitive Deficits in Bipolar Disorder Versus Schizophrenia. A Systemic Review. *Psychotherapy and Psychosomatics, 75*, 72–84; Varga, M., Magnusson, A., Flekkøy, K., David, A. S., Opjordsmoen, S. (2007). Clinical and Neuropsychological Correlates of Insight in Schizophrenia and Bipolar I Disorder: Does Diagnosis matter? *Comprehensive Psychiatry, 48*, 583–591.

[16]Van der Werf-Eldering, M. J., Van der Meer, L., Burger, H., Holthausen, E. A., Nolen, W. A., Aleman, A. (2011). Insight in Bipolar Disorder: Associations with Cognitive and Emotional Processing and Illness Characteristics. *Bipolar Disorders. An International Journal of Psychiatry and Neurosciences,* 13(4), 343–54.

Diese Einschränkung erreicht während manischer Episoden in der Regel ihren maximalen Ausdruck[17].

Demgegenüber ist eine komorbide Diagnose einer Angststörung[18] – ebenso wie das Vorhandensein einer Zwangsstörung oder sozialen Phobie[19] – mit einem höheren Grad an Krankheitseinsicht verbunden. Diese Befunde legen nahe, dass bestimmte komorbide Konstellationen metakognitive Fähigkeiten fördern oder zumindest weniger stark kompromittieren.

Die Krankheitseinsicht bei bipolaren Störungen ist kein statisches Konstrukt, sondern unterliegt einer deutlichen Stimmungsphasenabhängigkeit. Sie variiert in Abhängigkeit vom aktuellen affektiven Zustand des Patienten, sei dieser manisch, hypomanisch, euthym oder depressiv.

Ein einschlägiger Beitrag zu diesem Themenfeld stammt von Varga et al. (2005), die eine explorative Studie an einer Stichprobe von 37 stationär behandelten beziehungsweise kürzlich entlassenen Patienten mit einer bipolaren Störung vom Typ I durchführten. Eine gesunde Kontrollgruppe von 31 Probanden diente dem Vergleich. Die Ergebnisse zeigen, dass bei 94 % der hospitalisierten und bei 47 % der entlassenen Patienten eine substanzielle Beeinträchtigung der Krankheitseinsicht nachweisbar war[20].

Eine weitere methodisch differenzierte Untersuchung wurde von Rafaele de Assis da Silva et al. zwischen November 2003 und November 2011 am Institut für Psychiatrie der Universität Rio de Janeiro durchgeführt und 2015 publiziert. Die Studie umfasste 48 Patienten mit einer bipolaren Störung vom Typ I oder II, die unter streng definierten Einschlusskriterien in vier unterschiedlichen

---

[17] Ghaemi, S. N., Hebben, N., Stoll, A. L., Pope, H. G. J. (1996). Neuropsychological Aspects of Lack of Insight in Bipolar Disorder: A Preliminary Report. *Psychiatry Research,* 65, 113–120; Dell'Osso, L., Pini, S., Cassano, G. B., Mastrocinque, C., Seckinger, R. A., Saettoni, M., Papasogli, A., Yale, S. A., Amador, X. F. (2002). Insight into Illness in Patients with Mania, Mixed Mania, Bipolar Depression and Major Depression with Psychotic Features, *Bipolar Disorders. An International Journal of Psychiatry and Neurosciences,* 4, 315–322.

[18] Pini, S., Dell'Osso, L., Mastrocinque, C. (1999). Axis I Comorbidity in Bipolar Disorder with Psychotic Features. *British Journal of Psychiatry,* 175, 467–471.

[19] Pini, S., Dell'Osso, L., Amador, X. F., Mastrocinque, C., Saettoni, M., Cassano, G. B. (2003). Awareness of illness in patients with bipolar I disorder with or without comorbid anxiety disorders. *Australian and New Zealand Journal of Psychiatry,* 37, 355–361.

[20] Varga, M., Magnusson, A., Flekkøy, K., Rønneberg, U., Opjordsmoen, S. (2006). Insight, Symptoms and Neurocognition in Bipolar I Patients. *Journal of Affective Disorders,* 91(1), 1–9.

affektiven Zuständen – Manie, Depression, Euthymie und gemischter Zustand – evaluiert wurden. Zu den Einschlusskriterien zählten Volljährigkeit, formale Diagnosestellung nach DSM-Kriterien, informierte Einwilligung sowie das dokumentierte Durchlaufen aller vier affektiven Zustände.

Die Analyse ergab, dass die Krankheitseinsicht während depressiver und euthymer Phasen signifikant höher ausgeprägt war, als während manischer oder gemischter Episoden, wobei Letztere ein mit der Manie vergleichbar niedriges Niveau aufwiesen[21].

Die Psychiaterin Klára Látalová hat in einer monografischen Untersuchung auf Grundlage der aktuellen Datenlage dargelegt, dass die Krankheitseinsicht in Phasen akuter Symptomeskalation deutlich stärker beeinträchtigt ist als in Remissionsphasen. Zudem wies sie darauf hin, dass Patienten mit einer bipolaren Störung Typ II in der Regel eine niedrigere Krankheitseinsicht aufweisen als Patienten mit Typ I. Diese Differenz wird in der Literatur unter anderem dadurch erklärt, dass die typischen manischen Episoden bei Typ-I-Störungen zu sozialen und funktionellen Konsequenzen führen, die das Problembewusstsein im weiteren Krankheitsverlauf fördern können[22].

Die italienische Fachliteratur bestätigt diesen Zusammenhang. Patienten mit bipolarer Störung Typ I sind demnach häufiger in der Lage, retrospektiv einen Zusammenhang zwischen Krankheitssymptomen und Alltagsbeeinträchtigungen herzustellen, was zu einer höheren Einsicht führt[23]. Die Privatdozentin für Psychiatrie Dr. Anna Krasnianski illustriert diese Beobachtung mit einer treffenden Metapher: *„Die manischen Phasen präsentieren am Ende eine deutlich höhere Quittung"*.

Die klinische Relevanz der Krankheitseinsicht ist umfassend dokumentiert: Sie stellt einen entscheidenden Prädiktor für die Therapietreue (Compliance) sowie für die Fähigkeit dar, frühzeitige Warnzeichen erneuter affektiver Episoden zu identifizieren. Entsprechend gilt die Förderung der Krankheitseinsicht als eines der vorrangigen Ziele und zugleich als bemerkenswerter Effekt psychotherapeutischer Interventionen bei bipolaren Störungen.

---

[21] De Assis da Silva, R., Mograbi, D. C., Silva Silveira, L. A., Santos Nunes, A. L., Novis, F. D., Landeira-Fernandez, J., Cheniaux, E. (2015). Insight Across the Different Mood States of Bipolar Disorder. *Psychiatric Quarterly*, 86(3), 395–405.

[22] Látalová, K. (2012). Insight in Bipolar Disorder. *Psychiatric Quarterly*, 83(3), 293–310.

[23] Pallanti, S., Quercioli, L., Pazzagli, A., Rossi, A., Dell'Osso, L., Pini, S., Cassano, G. B. (1999). Awareness of Illness and Subjective Experience of Cognitive Complaints in Patients with Bipolar I and Bipolar II Disorder. *American Journal of Psychiatry*, 156, 1094–1096.

Psychopathologische Phänomenologie und Lyrik

3

3.1 Der klinische Fall von Frau T. H.

In diesem Kapitel wird anhand von Gedichten und Texten veranschaulicht, wie sich die Symptomatik der bipolaren Störung in Lyrik und Erzählungen zum Ausdruck bringt. Verfasserin der Texte ist die Patientin Frau T. H. Die Patientin möchte anonym bleiben, ihre Gedichte und Text jedoch anderen Ärzten und Patienten zu Verfügung stellen, damit die Erkrankung und die Gedankenwelt der Patienten besser verstanden werden können. Frau T. H. leidet seit Jahren an einer bipolaren Störung, die durch abwechselnde manische und depressive Phasen gekennzeichnet ist (Typ 1). Ziel der Behandlung ist, die Störung zu verstehen und die Stimmung zu stabilisieren[1].

Ich hatte das Privileg, Frau T. H. kennenzulernen. Von unseren Gesprächen gingen immer neue Überlegungen, neue Ideen, neue Vorschläge und neue Perspektiven bezüglich Gesundheit, Krankheit, zwischenmenschlichen Beziehungen und dem Leben im Allgemeinen aus.

Der Wert der Texte von Frau T. H. liegt hauptsächlich in ihrer Fähigkeit, ihren pathologischen Zustand schriftlich konkret auszudrücken, zu reflektieren und zu beschreiben. In der Literaturgeschichte gab es illustre Präzedenzfälle, in denen

---

[1] Strakowski, S. (2014), *Bipolar Disorder*, Oxford University Press, Oxford; Jones, S., Hayward, P., Lam, P. (2008), *Il disturbo bipolare. Una guida per affrontare la malattia*, Springer, Milano; Assion, H.-J., Brieger, P., Hautzinger, M., Bauer, M. (2021), *Bipolare Störungen. Das Praxishandbuch*, Kohlhammer, Stuttgart.

P. Parisi, *Phänomenologie der bipolaren Störung*, essentials, https://doi.org/10.1007/978-3-662-72711-9_3

sich Poesie und Psychopathologie verbunden haben, man denke nur an die berühmten Fälle von Friedrich Hölderlin, Dino Campana und Alda Merini[2].

In den folgenden Abschnitten meiner Analyse werde ich die wichtigsten Merkmale von Frau T. H.s Texten untersuchen, um die wiederkehrenden Themen, die zugrunde liegenden symbolischen Elemente und die Wahrnehmungen von Raum, Zeit sowie das psychopathologische Erleben der bipolaren Störung, wie es von der Autorin erlebt, verstanden und berichtet wurde, schematisch nachvollziehen zu können.

Die Autorin hat die Gedichte in sieben Kapitel plus Anhang unterteilt: Jedes Kapitel hat eine Farbe als Titel und die Reihe geht von Schwarz nach Gelb und zeichnet die Stadien der Krankheit von den dunkelsten bis zu den hellsten nach. Insgesamt zeichnet die Schriftensammlung somit eine positive Entwicklung hin zu einer Lebensfreude in Liebesfülle.

3.2   Analyse der Raumwahrnehmung

Der gelebte Raum im manischen Erleben ist krumm, nicht geradlinig. Es ist kein geometrischer Raum, in dem die Gesetze der Perspektive und der natürlichen Proportionen gelten. Der in der Manie erfahrene chaotische Raum ist der objektiv verlorene Raum, in dem sich auch die erkrankte Person verliert. Subjektivität und Objektivität fallen zusammen und gehen gleichzeitig in einen gewundenen, verdrehten und verzerrten Raum durch die negativen Kräfte der Krankheit verloren. Exemplarisch hierfür steht die Strophe des Gedichts *Wann…Sinn:*

> Zahlen drehen, rückwärts denken,
> hektisch Schlangenlinien lenken.
> Fremd bekanntes kombinieren
> und sich dabei selbst verlieren.

Räumliches Chaos und Orientierungslosigkeit erzeugen ein starkes Verlangen nach Stabilität und die Autorin beschreibt sich als Suchende nach einem sicheren Halt, der ihr Ruhe und Vertrauen garantiert. Dies wird in der dritten Strophe von *Seelensuche* deutlich:

---

[2] Hölderlin, F. (2015), *Sämtliche Gedichte. Text und Kommentar*, Deutscher Klassiker Verlag, Berlin; Campana, D. (2017), *Canti orfici*, Edimedia, Firenze; Merini, A. (2018), *Il suono dell'ombra. Poesie e prose (1953–2009)*, Mondadori, Milano.

> Ich suche Halt, weil ich die Treue vermisse,
> voller Liebe werfe ich Himmelluftküsse.
> Meine Herztür steht sperrangelweit offen,
> unruhig sitze ich hier und warte in Hoffen.

In einem Moment der Klarheit versteht die Autorin, dass es ohne Beziehung keine Stabilität geben kann. Stabilität ist in Subjekt-Objekt-Beziehungen oder in Beziehungen zwischen Subjekten gegeben. Das Gedicht *Bitte halten…* ist eine Bitte um Stabilität, die nur gemeinsam und durch die Hilfe des Anderen und die sichere Hand derer, die uns vertrauensvoll begleiten, erreicht werden kann. Dieses Gedicht hebt hervor, dass die Subjektivität der erkrankten Person, wenn sie nicht bereitwillig unterstützt wird, zerfällt und zerbricht. Dasselbe Thema kehrt im Gedicht *Achterbahn* wieder: *„Ohne Dich bin ich „haltlos" im Chaos verloren.*

Das Halten der Hände ist ein wiederkehrendes Thema in diesen Gedichten und kann als Rettungsanker gegen die Sinnlosigkeit und gegen die Perspektivlosigkeit verstanden werden, die im Wahn gelebt wird. Im Gedicht *Traumsprache* steht:

> Falle ohne jede Richtung, stürze ab ins Sinnlosland,
> spür den Druck meiner Seele, halte mich an keiner Hand.
> Eine leise Stimme flüstert „Bleibe unten jetzt sofort!"
> und ich lande irritiert im realverschwemmten Ort.

In einer folgenden Strophe gibt die Autorin eine räumliche Beschreibung ihres eigenen Innern und ihrer Persönlichkeit, die als zersplittert und zerbrochen empfunden wird. Dem Land der Sinnlosigkeit *(Sinnlosland)*, dem Verlust bleibender Bezugspunkte und Wegweiser entspricht eine uneinheitliche, unzusammenhängende und fragmentierte Subjektivität.

> Heimlich spielt die Angst mit mir, erbarmungslose Spiele,
> zersplitterte Persönlichkeiten und Kriege viel zu viele.
> Mancher spricht kein Wort mehr aus, innerlich zerbrochen,
> Gewalt, Macht, Gier, Schmerz und Leid sind am Überkochen.

Im Gedicht *Gefühl* wird das pathologische Erlebnis beschrieben: Alles steht auf dem Kopf, die Gedanken sind unstrukturiert und durcheinander *(alles ist durcheinander. Gedanken wirbeln)*.

Gefühl

> Du bist der Grund unter der Oberflächlichkeit,
> neben dir taucht sich das Ringsherum in Blässe.
> Du bist mein Gedankenuniversum – ohne Ende
> nicht mal der Schmerz vermag dich wegzunehmen.

Du bist die Unkontrollierbarkeit meines Herzschlags,
die Verschmelzpunkte aller Unverständlichkeiten.
Ich träume mich in die Wärme deiner Umarmung
und verliere dabei immer wieder meinem Verstand.

Überall in mir ist wieder zu viel an Gefühl,
ich weiß nicht, wie ich es abstellen kann.
Alles ist durcheinander. Gedanken wirbeln,
Tränen schmecken salzig. Ich fühle!

Es ist schön und macht zeitgleich Angst,
ich fürchte Explosionen in meinem Innern.
Gefühl… mein Leben und Sterben
Gefühl… Für und Wider. – LIEBE

Die in den Gedichten häufig verwendete Metaphorik nimmt die krummlinige
Räumlichkeit der pathologischen Erfahrung der Dichterin in Form einer Spirale
an. In dem Gedicht *Traurigkeitsende* wird das Fallen, verstanden als das Verb,
das die Rückkehr in eine akute Phase der Krankheit beschreibt (in der Medizin
spricht man von „Rückfall"), von der Autorin als Fallen an das Ende der Spirale
beschrieben.

Traurigkeitsende

Ich bin bis ans Ende der Traurigkeit gegangen,
eingesperrt war ich in der Dunkelheit gefangen.
Zukunftsängste überrollten mein Denken,
Pessimismus kann ich in Massen verschenken.

Ich bin bis ans Ende der Tränen geschritten,
hilflos wagte ich es um Gnade zu bitten.
Zweifel drückten den Selbstwert nieder,
Einsamkeit vermehrt sich in mir wieder.

Ich bin bis ans Ende des Schmerzes gezogen,
jede Freude in mir war gänzlich gelogen.
Hoffnungslosigkeit wird wie Unkraut vermehrt,
Gedanken kreisen ständig und völlig verkehrt.

Ich bin bis ans Ende des Kummers gelaufen,
würde für Gesundheit meine Seele verkaufen.
Suche ein Licht, das mir den Weg aufweist,
hab Angst, dass mein Herz im Schmerz vereist.

Ich bin bis ans Ende der Spirale gefallen,
verzweifelt versuchte ich mich fest zu krallen.

> Unten angekommen, krabble ich wieder rauf
> Egal was passiert, ich gebe nicht auf.

Die Krankheit selbst ist also sowohl die Spirale als auch das Hineinfallen. Einmal mehr überschneidet sich die subjektive Erfahrung des „Rück-falles" in die Krankheit mit der Vorstellung von Krankheit als Fall. Und der Raum dieses Fallens, dieses Fallens ohne Halt ist nicht linear, gerade, sondern krummlinig, verzerrt und in sich verdreht. Es ist ein Raum ohne Richtung, unkorreliert mit der objektiven Realität, vielmehr in sich selbst zusammengeklappt. Die Spirale führt nach unten, immer tiefer, bis sie ihren punktförmigen Grund erreicht. Wenn man dort angelangt ist, befindet man sich in einer räumlichen (und existenziellen) Dimension, die auf eine Spitze reduziert ist, in der die Person allein ist, ohne Beziehungen, ohne Richtungen, ohne Perspektiven und ohne Öffnungen. Die punktförmige Räumlichkeit, die am Grund und damit auch an der Grenze dieses pathologischen Erlebens gelebt wird, ist das hervorstechendste Merkmal der chaotischen Räumlichkeit, aperspektivisch und ohne festen Halt des psychotischen Erlebens. Der punktförmige und dimensionslose Raum der Psychose ist ein anderer Raum als der normal gelebte: Es ist ein Raum mit eigenen Regeln, in dem die normalen Regeln gemeinsam geteilter Erfahrung ihre unmittelbare und natürliche Gültigkeit verlieren. Als Beweis dafür, dass das von der Autorin beschriebene pathologische Erlebnis punktförmig und perspektivlos ist, kann das Gedicht *Meer-Sand-Erinnerungen* gelesen werden, in denen die Dichterin an Lebensfreude und Vollkommenheit erinnert.

Meer-Sand-Erinnerungen

> Wie die Sandprinzessin sitze ich am Strand und sammle Muscheln,
> bunte Steinchen, weißen Sand, als zeitlose Urlaubserinnerungen.
> Ich liebe die unendliche Weite, dieses niemals endende blau,
> ich schmecke Salz auf meinen Lippen und schließe die Augen.
>
> Dieses Rauschen entspannt mich, beruhigt und macht gleichzeitig müde,
> ich liebe die riesige Sandmatratze, sie fühlt sich warm an.
> Ich genieße die angstfreien Momente, gepaart mit Zufriedenheit.
> Ich fühle den Wind auf meiner Haut, spüre die Sonnenstrahlen.
>
> Meine Fußspuren werden immer wieder von den Wellen weg getragen,
> es gibt keinen Beweis, dass ich hier jemals gestanden bin.
> Stehend, sitzend oder liegend schaue ich auf das grenzenlos Schöne und sauge „Jede
> Sekunde dieser Vollkommenheit in meine Erinnerung."

Die Beziehung zum Raum ist hier positiv und offen (*die unendliche Weite*), erweitert bis zum Horizont, ins Unendliche (*dieses niemals endende Blau*). Liebe, nicht Angst, nicht Unruhe, nicht Hass, sondern nur die Liebe ist der Garant für eine so große Räumlichkeit, dass die Seele schwingen und frei atmen kann. Der Ausdehnung des Seelenraumes entspricht die Ausdehnung des Außenraumes. Der Horizont und das Meer sind die symbolischen Orte der Unendlichkeit, sie sind der Ort des am weitest entfernten perspektivischen Fluchtpunkts, den der Mensch betrachten kann. Dies ist der ideale Ort, an dem die Unendlichkeit des irdischen Elements die Unendlichkeit des Himmels berührt und sich öffnet, in all den Bedeutungen, in denen dies in unserer philosophischen, theologischen, künstlerischen und literarischen Tradition beschrieben wird. Die unendliche Weite und das Blau, das niemals endet *(die unendliche Weite, dieses niemals endende Blau)* sind geradlinig und nicht spiralförmig, sie sind linear und kontinuierlich und keine punktförmigen Fragmente.

Die Patientin, die sich nun auf dem Weg zur Remission befindet, versteht und erkennt, dass sie Halt braucht und dass sie durch das Sich-Öffnen und durch die relationale Kategorie mit dem Anderen eine initiale Genesungsmöglichkeit erhalten kann. Das Gedicht *Bitte halten...* zeigt gleichzeitig die von der Patientin erlebte, existenzielle Dimension des Haltlos-Seins und den Wunsch nach Halt und Hilfe.

Bitte halten...

Bitte halt mich fest,
weil ich innerlich zerfalle.
Bitte gib mir deine Hand,
bevor ich auf den Boden knalle.

Löse dich nicht von mir,
kann allein nicht gehen.
Löse mein Herz nicht los,
kann ohne dich nicht sehen.

Bitte halte mich fest,
streichle meine Haut.
Bitte umarme mich leise,
mir ist es zu laut.

Lass mich nicht los,
beschütze mich doch.
Lass mich nicht fallen,
ich brauche dich noch.

Bitte halte mich fest,
bleib mit mir im Hier.

Bitte geh nicht zurück,
bleib näher bei mir.

Lass mich nicht allein,
ich such deinen Halt.
Danke fürs Retten,
das Besser kommt bald.

Das Gedicht *Seelensuche* thematisiert das Verlangen nach dem Halt und den Genesungsprozess, der in der Reziprozität mit dem Anderen geschehen kann. Die Patientin öffnet sich, der existenzielle Raum dehnt sich aus und kann die Präsenz des Anderen aufnehmen. Genau dieses Raumausdehnen kennzeichnet sowohl die Verbesserung der Symptomatik bezüglich der Wahrnehmung der existentiellen Räumlichkeit als auch die Überwindung der existenziellen Isolierung.

Seelensuche

Ich suche deine Augen, die in meine Seele blicken,
deine Stimme, die flüsternd Worte verschicken.
Sehnsuchtshungerküsse, auf meiner kühlen Haut,
denn mein Herz, weiß nicht mehr wie es vertraut.

Ich suche deine Stille, zwischen all den Lauten,
deine Hand berührt meine Mauerbauten.
Streichelsüchte, die eigene Sprachen sprechen,
denn mein Mut möchte meine Ängste aufbrechen.

Ich suche Halt, weil ich die Treue vermisse,
voller Liebe werfe ich Himmelluftküsse.
Meine Herztür steht sperrangelweit offen,
unruhig sitze ich hier und warte in Hoffen.

Ich suche Träume, die mein Wünschen beleben,
Gefühle, die einfach Unendlichkeit geben.
Augenkontakt, der den Seelengrund berührt,
Ich suche dich. Hast du mich gespürt?

Das sich neu Sammeln des Subjekts während der remittierten Phasen, fördert auch die neuerliche Zusammensetzung der räumlichen Realität und umgekehrt. Die Rückkehr der Orientierungsfähigkeit entspricht der Rückkehr der Remission: Das Gedicht *Das müde Glück* ist ein deutlicher Beweis dafür. Die Dichterin ist hier mit der Welt versöhnt, spürt die Gegenwart der Liebe auf Erden und wird von Zufriedenheit begleitet. In der letzten Strophe dieses Gedichts liest man folgende, für unsere Analyse prägnante und bedeutende Zeilen:

Das müde Glück

Wenn ich abends die Augen schließe,
und das leise Glück genieße.
Dann weiß ich, dass ich behütet werde,
ich fühl so viel Liebe auf dieser Erde.

Wenn ich abends müde die Augen zumache
und meinem Glücksstern entgegen lache.
Dann weiß ich, dass es die Geborgenheit gibt,
ich hab mich ins Universum verliebt.

Wenn ich dem Abend einen Nacht-Kuss schenke,
und Dankbarkeit zu meinem Herzen lenke.
Dann weiß ich, dass Liebe mein Leben leitet,
und die Zufriedenheit mich treu begleitet.

Wenn ich abends meine Gedanken orientiere,
alles wieder vermische und immer neu sortiere.
Dann weiß ich, dass das Gute das Schlechte besiegt,
weil auf kalten Herzen immer noch ein Rest Liebe liegt.

Ein gesunder Mensch ist in der Lage, sich selbst als Zentrum zu begreifen, von dem aus er Gedanken gezielt ausrichten *(orientieren)* und ordnen *(sortieren)* kann. In einer liebevollen Beziehung (mit anderen und/oder mit sich selbst) zu sein, befähigt die Person zur (Selbst)Bestimmung und (Selbst)Orientierung. Perspektive, Richtung und Relationalität kehren hier wieder.

3.3　　Analyse der Zeitwahrnehmung

Mit der Zeit als konstitutiver Dimension des Menschen haben sich Philosophen, Theologen, Anthropologen, Soziologen, Psychologen, Musiker, Juristen und andere Wissenschaftler beschäftigt[3]. Normalerweise stellen wir die gelebte Zeit, die

---

[3] Augustinus, *Confessiones*, Città Nuova, Roma 1965; Husserl, E. (2013), *Zur Phänomenologie des inneren Zeitbewußtseins*, Meiner Verlag, Hamburg; Heidegger, M. (2006), *Sein und Zeit*, Max Niemeyer Verlag, Tübingen; Bergson, H. (2019), *Durée et simultanéité*, PUF, Paris; E. Minkowski, E. (2013), *Le temps vécu. Études phénoménologiques et*

psychologische Zeit, als eine dimensionale, aus Vergangenheit, Gegenwart und Zukunft gebildete Triade dar. Sowohl in der Zeit als auch im Raum orientieren wir uns. Es gibt sowohl eine zeitliche als auch eine räumliche Perspektive. Die Griechen in der Antike hatten viele Wörter, um von *Zeit* zu sprechen, und darunter sind Χρόνος, d. h. die objektive und chronologische Zeit, und Καιρός, d. h. die subjektive Zeit, die Zeit der Reifung, die günstige Zeit und die Zeit der Seele. Ein psychisch gesunder Mensch orientiert sich mit zeitlicher Selbstverständlichkeit, sowohl in seiner subjektiven als auch in seiner objektiven Dimension. Ein gesunder Mensch ist zeitlich selbst orientiert (Ausnahmen von dieser Regel kann es beispielsweise in Bezug auf mystische Erlebnisse, den Konsum von Drogen oder einfach nur beim Schlafen geben).

Ganz anders ist die Wahrnehmung von Zeit und der eigenen Subjektivität dagegen im Kontext einer schweren psychischen Krankheit, wie in vorliegendem Fall bei der bipolaren Störung. Die psychotische Erfahrung ist der Zusammenbruch, die Implosion, die Fragmentierung, die Kontraktion und eine Art von Zeitkrampf. Die zeitlichen Zukunfts- und Vergangenheitsperspektiven verlieren an Konsistenz und Bedeutung. Die Zeit hört auf zu dauern, und findet sich mit dem Ego in die reine Kontingenz der Gegenwart geworfen. Deshalb ist es falsch, die Gegenwart (It. *presente*) als Präsenz (It. *presenza*) zu denken. Normalerweise ist die Gegenwart ebendiese in Bezug auf die Zukunft und die Vergangenheit, eine zeitliche Dimension, die für das gesunde Leben des Menschen notwendig ist. Die psychose-typische punktförmige Gegenwart ist im Wesentlichen die Abwesenheit von Zeit, die als das Gegenteil von Gegenwart verstanden wird. Die als punktförmige Zeit konzipierte psychotische Erfahrung, das Endergebnis der mächtigsten Fragmentierung gelebter Zeit, ist der gleichzeitige Verlust der Präsenz von Zeit und der Präsenz von Subjektivität. Psychose ist sowohl suspendierte Zeit als auch suspendierte, verlorene, schwankende und instabile Subjektivität. Die Autorin reflektiert klar ihre psychotische Erfahrung und korreliert im Gedicht *Verwirrung* den Verlust der Wahrnehmung von Zeit als Dauer mit dem Verlust der

---

psychopathologiques, PUF, Paris; Merleau-Ponty, M. (1976), *Phénoménologie de la perception*, Gallimard, Paris; Ricoeur, P. (1991), *Temps et récit*, Seuil, Paris; Taroni, P. (2000), *Tempo interiore, tempo oggettivo. Bergson e Piaget. Il concetto di tempo dalla filosofia della vita all'epistemologia genetica*, QuattroVenti, Urbino; Ligi, G. (2011), *Il senso del tempo. Percezioni e rappresentazioni del tempo in antropologia culturale*, Unicopli, Trezzano sul Naviglio; Taroni, P. (2012), *Filosofie del tempo. Il concetto di tempo nella storia del pensiero occidentale*, Mimesis, Sesto San Giovanni; Orilia, F. (2012), *Filosofia del tempo. Il dibattito contemporaneo*, Carocci, Roma.

Stabilität der Subjektivität. Die Zeit wird nicht linear, sondern als Abfolge losgelöster Punkte begriffen. Signifikant und zusammenfassend sind diesbezüglich der Vers *„alleine zwischen tickenden Zeiten verloren"* in *Verwirrung* und das Syntagma *„im zeitlichen Ticken"* in *Wahrheitswandlung*.

Verwirrung

Verwirrung durch Worte mit Eiskälteschauer,
Zerrinnungsmomente, „Nichts scheint von Dauer"
bin haltlos in meinen Gedankenzügen,
Klarheitsgebrochen, Behauptungen lügen.

Wahrnehmungsverrückt durch Blendungsfaktoren,
alleine zwischen tickenden Zeiten verloren.
Sinnsuchend gefangen in Erinnerungsschleifen,
Gefühlseinsamkeiten zum niemand begreifen.

Zahlenspielereien und Farbwundertasten,
spüre Krankheit auf meinem Denken lasten.
Wortsuchgenialitäten sind programmiert
und ICH im Innern traurig verirrt.

Im Gedicht *Weltgedanken* wird Zeit mit emotionaler Wahrnehmung korreliert und die Dichterin schreibt: *„Glück zerrinnt sekündlich, Angst rinnt mit der Zeit"*. Freude wird in minimale Zeitmomente zersplittert und die Wahrnehmung dieser krampfhaften Zeitlichkeit wird von Angstgefühlen durchzogen. Die Zeit ist nicht mehr, wie Augustinus sagte, *distensio animi*[4] [Zerrissenheit des Geistes]. In der unwirklichen Welt der Psychose ist die Zukunft zusammengezogen, gleichgültig und bedeutungslos. Dies wird im Gedicht *Wiederholungstäter* in den folgenden zwei Zeilen erwähnt: „Doch alles verschwimmt und klebt unreal, /doch alles verschwimmt ganz zukunftsegal".

Wiederholungstäter

Ich bin in der Wiederholung ein Täter,
ich bin ein eigener Gesundheitsverräter.
Falle immer wieder, in die schlechteste Bahn,
Falle immer wieder und lande im Wahn.

---

[4] Augustinus, *Confessiones*, XI, 26, 33.

Würde die Katastrophe gerne noch drehen,
möchte die Welt nur normalsichtig sehen.
Doch alles verschwimmt und klebt unreal,
doch alles verschwimmt ganz zukunftsegal.

Jede Geste wird hilflos überschattet
und mein Herz schlägt leis ermattet.
Gesund sein! Erscheint wie Phantasie.
Gesund sein! Werde ich wohl nie.

Weine Tränen, in meine leeren Hände,
weine Tränen, Blicke sprechen Bände.
Weine Tränen, die Erleichterung erzwingen,
weine Tränen, die neue Hoffnung bringen.

Die in der psychotischen Zeiterfahrung Gefangene ist ohne Zukunftsperspektive
(Gedicht *Realität*) und ohne Vergangenheitsperspektive (Gedicht *Rückwärts-
blicker*), vielmehr ist sie in die zeitlose Zeit des abwesenden Augenblicks der
Gegenwart gefallen. Im Gedicht *Achterbahn* thematisiert die Dichterin das Ver-
gessen der Zeit im pathologischen Wahrnehmungszustand:

Achterbahn

Meine Gefühle befinden sich auf einer Achterbahn,
ein Hoch und Runter im Geschwindigkeitswahn.
Mein Herz rast unbekümmert jedem Looping entgegen,
ich bin machtlos dem Rausch der Emotionen ergeben.

Die Strecke wird noch steiler, mein Kopf spielt verrückt,
bin irgendwie tieftraurig und doch gleichzeitig beglückt.
Doch meine Hand, kann die Notbremse nicht erreichen,
ich bin nicht in der Lage, den Gefühlen auszuweichen.

Der Fahrtwind heult, in meinen empfindlichen Ohren,
Ohne Dich bin ich „haltlos" im Chaos verloren.
Wie soll ich den Wahnsinn aus Gefühlen überleben,
ich habe meine Hoffnung an das Schicksal übergeben.

Eine Straße aus Schienen und kein Ende in Sicht,
hinein in den Tunnel, Dunkelheit ohne Licht.
Aufbrausend, schnell, die Fahrt ist noch weit,
dieser komische Zustand vergisst die Zeit.

Plötzlich quietschen die Räder, die Achterbahn hält,
endlich kann ich zurück kehren in meine heile Welt.

Werde ich den „rasanten" Glückstransporter vermissen?
Warum darf ich dich nicht immer, wirklich immer küssen?

Die Texte von T. H. sind eine große Hilfe, um von der subjektiven, psychotischen Erfahrung aus zu verstehen, was Verzerrungen, Kompressionen und Erweiterungen der Wahrnehmung der psychotischen Zeitlichkeit sind. Die dreidimensionale Zeit von Vergangenheit, Gegenwart und Zukunft explodiert und implodiert zugleich, wird dimensionslos, widerspricht sich selbst, weil die Präsenz einer Zeit ohne Dauer nichts anderes ist als die Abwesenheit von Zeit, zumindest so, wie sie allgemein in der Wahrnehmung verstanden wird.

3.4   Analyse der bipolaren Wahrnehmung

Dieser Absatz beschäftigt sich mit dem Adjektiv „bipolar", da es sich sowohl auf die psychopathologische Störung als auch auf die Weltwahrnehmung der Dichterin bezieht: Die gesamte Gedichtsammlung ist immer wieder durchzogen von gegensätzlichen symbolischen Elementen, die Polaritäten bilden, wie zum Beispiel Kopf/Herz, Licht/Dunkelheit, Hitze/Kälte, Selbst-/Heterobestimmung, Kontrolle/Kontrollverlust, Schwarz/Farbe, Gut/Böse. Sowohl die bipolare Stimmung als auch die klassische Beschreibung dieser Störung durch ihre psychische Erkrankung werden in der literarischen Produktion von Frau T. H. in mehrfache, begriffliche Polaritäten zurückgeführt, die symptomatisch für ihre Art der Realitätserfahrung sind. Exemplarisch dafür ist das Gedicht *Kopffunktion*, in dem die Ambivalenz der Wahrnehmung und des Erlebens der Patientin durch Gegensätze plastisch geschildert wird.

Kopffunktion

Mein Kopf ist ein wahres Wunderwerk,
heute ein Riese, morgen ein Zwerg.
Mein Kopf ist ein harter Verarbeitungstrichter,
heute Angeklagter und dann morgen Richter.

Mein Kopf ist ein echter Mutaufbringer,
heute Angsthase, morgen Sorgenbezwinger.
Mein Kopf ist ein inneres Erinnerungslager,
heute Spannungsheld, morgen Langeweileerklager.

Mein Kopf ist ein magischer Wunderheiler,
heute gewaltig und morgen Sänfteverteiler.

Mein Kopf ist eine mächtige Gedankenmitte,
heute „Nein Danke" und morgen schon „Bitte".

Mein Kopf ist ein stiller Wiederholungstäter,
heute ein Vergesser und morgen ein Verräter.
Mein Kopf ist ein grenzenloser Ideenumsetzer,
heute ein Verdränger und morgen ein Verpetzer.

Mein Kopf ist eine selbstständige Kapazität,
heute mal zu früh, morgen mal zu spät.
Mein Kopf ist eine Festplatte mit Daten,
heute völlig planlos, morgen voller Taten.

Mein Kopf kann glücklich und traurig machen,
heute will er weinen, morgen wieder lachen.
Mein Kopf kann Glück oder Traurigkeit schenken,
ich sollte versuchen an das Schöne zu denken.

Im Gedicht *Emotionen* werden nun nicht mehr die kognitiven Polaritäten sondern
die Emotionen und die Gefühle betont.

Emotionen

Ich habe geweint und gelacht, gelitten und gebebt,
ich habe schon immer meine Gefühle gelebt.
Ich bin traurig und glücklich, krank und gesund,
manchmal küsst mich das Leben, einfach ohne Grund.

Ich habe gesungen, geschluchzt, war einsam und erfreut
ich habe noch nie ein Gefühl in meiner Seele bereut.
Ich bin verträumt und verrückt, müde und munter,
manchmal wirft der Himmel das Glück zu mir runter.

Ich habe geliebt und geweint, gehasst und geflucht,
ich habe verzweifelt, voller Hoffnung die Liebe gesucht.
Ich bin aufgewühlt, verwirrt und oftmals auch gelassen,
manchmal kann ich meine eigenen Gefühle anfassen.

Ich habe gezittert und getanzt, geflüstert und geschrien,
mein Lebensmut wird immer die Hoffnung mit sich ziehen.
Ich bin Mensch, ich spreche die Sprache der Emotionen

manchmal, sagt man, soll sich das Zuhören hier lohnen.

Die Polaritäten in den Gedichten zeigen zwei Welten, die Welt des Guten und
der Liebe einerseits und die Welt des Bösen und des Hasses andererseits. Zur

Welt des Bösen gehören Kontrollverlust, dunkle Farben, Schwarz, Dunkelheit, Kälte, Traurigkeit, Angst, Panik und der Kopf mit seinen obsessiven Gedanken. Andererseits sind die Fähigkeit zur Selbstbeherrschung, helle Pastellfarben, Licht, Wärme, Freude, Gelassenheit, Ruhe und das Herz Teil der Welt der Güte und Liebe. Die Realität wird als polar interpretiert: Es gibt zwei Organe der Erkenntnis, den Kopf und das Herz. Der Kopf wird negativ gesehen, das Herz als das positive Zentrum des Menschen. Das Herz erkennt die Realität früher und authentischer als der Kopf, welcher der Erzeuger negativer und lügnerischer Gedanken und der Verkünder erschreckender Weltbilder ist. Für Frau T. H. ist das Herz das authentische zentrale und nützliche Organ der Person, das Organ der wahren Erkenntnis, das Organ der Hoffnung, der Beziehungen und der Liebe. Die Liebe/ Hass-Polarität ist grundlegend für T. H. und sie widmet ihm eine Geschichte: In ihrer Vision der Welt siegt die Liebe über den Hass, die Hoffnung siegt über die Verzweiflung, die Freude siegt über die Traurigkeit.

Im Folgenden lesen wir *Eine Hass- Liebesgeschichte*, in der Frau T. H. die Polarisierung von Liebe und Hass in einem Fantasietext verfasst hat.

Eine Hass- Liebesgeschichte

Auf unserer Erde herrschten schon seit allen uns bekannten Zeiten Gegensätze. Gegensätze, die aus Atomen bestehen; Gegensätze, die die Balance halten. Für jedes Pro existierte ein Kontra, für jedes Für ein Wider.

Was ist, wenn manche Sätze nicht richtig sind, sondern gegengelesen werden müssen?

Was ist, wenn am Anfang nicht das Chaos, sondern die Ordnung stand?

Eine klare Ordnung, die über alle Planeten des Universums hinausgeht. Ein Anfang mit klaren Regeln; ein Anfang, in dem alles seinen Platz hat; ein Anfang mit zwei Welten, die wie zwei Atome miteinander verbunden sind. Das Gute war von dem Bösen durch eine Art Energiewand getrennt. Auf der oberen Welt lebten die guten Gefühle, in deren Mitte die Liebe blühte. Auf der unteren Welt, wo die schlechten Gefühle lebten, herrschte der Hass. Zwei Gedankenwelten ohne Realität, die sich doch echt anfühlten. Gutes und Böses lagen sich gegenüber, sollten sich aber niemals begegnen.

Jedes Teilchen im Universum wusste, dass eine Mischung der Gefühle beide Welten in den Abgrund reißen könnte. Beide Seiten waren durch eine starke Energiewand getrennt und doch gleichzeitig miteinander verbunden. Niemand wusste, wie man sie überwindet und das war gut. Alles war gut.

Die Liebe allerdings war etwas aufmüpfig. Sie war der Meinung, dass das Böse hinter der Mauer durchaus liebenswerte Seiten besitzen könnte. Sie gehorchte einfach nicht, war neugierig und warf die Warnungen, die von allen Seiten auf sie einprasselten, sorglos über Bord. Eigentlich konnte die Liebe nichts dafür; sie liebte einfach alles, auch wenn es noch so schlecht war. Sie hielt sich oft in der Nähe der Energiewand auf, um zu hören, was auf der anderen Seite vor sich ging. Am Anfang erschreckte sie sich und lief schnell wieder weg. Dann beruhigte sie sich wieder, sagte sich das alles nur Gedanken waren und dass es nichts gab, wovor sie sich fürchten musste. Völlig unbedarft lief sie immer wieder an die Mauer, bis sie die Gedanken der Gegenteile hören konnte. Von einem schlechten Gefühl fühlte sie sich besonders angezogen und das war der Hass. Er war überheblich, stark, wahnsinnig selbstbewusst und er kannte die coolsten Sprüche. Die Liebe musste immer wieder über ihn kichern.

Eines Tages passierte etwas Seltsames. Der Hass hörte die Liebe in Gedanken kichern. Beim ersten Mal dachte er, sich verhört zu haben. Doch als es wieder und wieder geschah, brüllte er voller Zorn. „Wer ist das?" Der Hass konnte sich überhaupt nicht vorstellen, wie es jemand wagen konnte, über ihn zu lachen oder schlimmer noch zu kichern. Die Liebe wiederum konnte nicht verstehen, wie es möglich war, dass der Hass sie hören konnte. Erschrocken und mit einem schlechten Gewissen zog sie sich von der Mauer zurück. Sie schaffte es aber nicht, den Gedanken an den Hass aus ihrem Kopf zu kriegen. Egal was alle anderen positiven Gefühle sagten, es half nichts. Also beschloss sie zur Energiewand zu gehen, um den Hass kennenzulernen. Sie dachte, wenn sie erst einmal wüsste, wie böse der Hass wirklich war, dann würden die Gedanken an ihn von alleine wieder verschwinden. Lange Zeit lauschte sie weiter und kicherte weiter. Der Hass unterdessen regte sich furchtbar auf und drohte dem „Kichernden" mit Konsequenzen. Die Liebe bekam nach der Drohung des Hasses einen Lachanfall und dann geschah etwas noch Absurderes: Der Hass schmunzelte. Die Liebe, die völlig angstfrei war, nahm Worte zur Hilfe, um mit dem Hass zu reden und dieser machte mit.
L: „Hallo Hass, ich denke du heißt Hass, oder? Zumindest nennen dich deine Freunde so."
H: „Ich habe keine Freunde und Ja, ich bin der Hass. Darf ich erfahren, wer du bist, wenn du schon anmaßend über mich lachst. Pass bloß auf, dass ich dich nicht vernichte!"

Nachdem die Liebe noch mit einem weiteren Lachkrampf kämpfte, sprach sie weiter.

L: „Ich bin die Liebe. Hallo Hass, nett dich kennenzulernen. Irgendwie muss ich immer lachen, wenn du so schreist."

Und der Hass polterte wieder los.

H: „Du solltest dich vor mir fürchten. Ich kann alles zerstören. Du solltest ängstlich in der Ecke liegen und nicht durch die Gegend lachen."
L: „Mit dem Zerstören hast du es aber; ich weiß gar nicht, was das ist. Und was genau bedeutet ängstlich? Können wir uns normal unterhalten?"
H: „Ich sehe keinen Grund, mich mit dir normal zu unterhalten; ich rede wie immer. Zumal du noch einen, mir so unbedeutenden, Namen hast."

L: „Naja, dein Name sagt mir auch nichts. Was bedeutet Hass? Hat das vielleicht
etwas mit einem Hasen zu tun?"
H: „Ich bin der Hass. Ich bin böse und schlecht. Ich zerstöre und vernichte, wo ich
nur kann.
Ich kann Schmerzen schenken und Elend verbreiten. Und wenn du mich noch einmal
Hase nennst, dann …, dann…"
L: „Dann wirst du meine Nase stupsen, du Hasshase."

Wieder schaffte es die Liebe, dem Hass ein klitzekleines Lächeln zu entlocken. Und
je länger der Hass die Liebe kannte, desto interessanter fand er sie. Er fand sie sogar
nett, obwohl er gar nicht wissen durfte, was nett bedeutete.
Er mochte ihre Geschichten, die so viele Bilder in ihm hochbrachten. Ihre Stimme
war beruhigend und ihr Lachen brachte ihn völlig aus dem Konzept. Er fand ihr Lachen wunderschön und wollte es immer wieder hören. Manchmal drohte er ihr deshalb mit Absicht oder er schmiss einen Machospruch hinüber, nur um sie zum Lachen zu bringen.

Irgendwann kam es, wie es wohl kommen musste. Die Liebe verliebte sich in den
Hass. Sie wurde von ihm so stark angezogen, dass sie ihre Bedenken aufgab und ihm
immer mehr Gedanken schenkte. Fast schon war es der Liebe unmöglich an irgendetwas anderes zu denken. Sie liebte seine Frechheit, seine Arroganz. Zusammen
waren sie kindisch und leichtsinnig. Auch ärgerten sie sich liebevoll. Es war, als ob
beide füreinander bestimmt waren. Sie fingen an, sich nacheinander zu sehnen. Die
Liebe sehnte sich nach einer Berührung des Hasses, und der Hass sehnte sich nach
einer Berührung der Liebe.
Mittlerweile hatten sie die Stelle in der Energiewand gefunden, an der sie sich besonders gut verstanden. Sie hatten ein neues Gefühl erschaffen, das nun gleichermaßen in beiden Welten sein Zuhause fand: die Sehnsucht. Die Sehnsucht wohnte
bei der Liebe und bei dem Hass gleichermaßen. Die Sehnsucht ließ sie sehnen und
vermissen, und sie schien jeden Tag größer zu werden.

Irgendwann hatte die Liebe eine Idee. Sie legte die Hand auf die Energiewand und
bat den Hass, seine Hand auf die gleiche Stelle auf der anderen Seite zu legen. Dann
bündelte sie ihre ganze Liebe und dachte mit all ihrem Willen ein Loch in die Wand.
Auch der Hass nutzte all seine Kraft, um die Wand wegzudenken. Mit all ihren
Gefühlen füreinander schufen der Hass und die Liebe eine Gedankenberührung.
Irgendetwas versetzte die Energie an der Wand in eine neue Bahn; es entstand ein
neuer Raum. Eine Realität, in der Hass und Liebe sich begegnen konnten. Für eine
kurze Zeit waren der Hass und die Liebe in ihrem kleinen Paradies. Wenn sie sich
berührten, war es wie kleine Stromschläge und sie konnten sich beim Reden in die
Augen schauen. Der Hass war ganz vernarrt in die blauen Augen der Liebe, die un-
schuldig wie Sterne strahlten und mühelos tief sein Herz berührten. Die Liebe wiederum war den braunen Augen des Hasses dermaßen zugetan, dass sie immer wieder stundenlang darin versank. Die Liebe war in ihrer Art unbeschwert und leicht,
sie neckte den Hass gerne, kniff ihn, zupfte ihn am Ohrläppchen und gab ihm Kose-
namen. Am allerliebsten nannte sie ihn „Hasshase". Sie fand es lustig, wenn er sie

dann stürmisch in seine Arme riss und fing. Nach und nach wurden allerdings die anderen schlechten Gefühle neugierig auf die Liebe des Hasses und es zog sie immer wieder in ihre Nähe. Die Realität war wie eine ansteckende Krankheit; es wurden immer mehr Gefühle lebendig. Der Hass, der seine Kameraden nur zu gut kannte, wich der Liebe nicht mehr von der Seite. Er hatte es sich zur Aufgabe gemacht, seine große Liebe zu beschützen. Eines Tages allerdings, als der Hass gerade nicht aufpasste, preschte die Angst in voller Montur nach vorne, sodass die Liebe in Panik ausbrach. Tränenblind rannte sie gegen den Schmerz, der ihr in Windeseile das Herz brach. Traurigkeit, Wut, Eifersucht und Neid eröffneten eine wahre Hetzjagd auf die Liebe. Der Hass unterdessen wurde immer zorniger; er wollte seiner Liebe gerne helfen, doch er konnte nicht in ihre Nähe gelangen und war machtlos. Die Liebe lief zitternd hin und her und fand keinen Halt mehr. Das Böse war einfach zu viel für die Liebe, sie drehte durch und wurde wahnsinnig.

Die guten Gefühle sahen das Elend ihrer Liebe und entschieden sich gegen die bösen Gefühle zu kämpfen. Es entbrannte ein unerbittlicher Kampf, ein Kampf, der die zwei Welten in ihrer Verbindung brach.
Eine Welt wurde zur Realität. In ihr wohnte die Liebe mit verschiedenen Gefühlen. Die andere Welt bestand aus Gedanken. Hier eingesperrt war der Hass mit verschiedenen Gefühlen. Hass und Liebe schienen nun für immer getrennt. Chaos herrschte auf beiden Planeten.
Nachdem die Liebe verrückt vor Schmerz in den Kämpfen verschwunden war, drehte der Hass richtig durch, er zeigte sich von seiner übelsten Seite, und gute und schlechte Gefühle waren ihm dabei gleichermaßen egal.

Alles existierte gleichzeitig. Alles war durcheinander.
Die Liebe hinterließ, trotz all dem Leid, ihre tiefen Spuren.
Aber auch Schmerz, Angst, Elend und Krieg überschatteten das Dasein.
Einsam lebte die Liebe und liebte,
einsam lebte der Hass und hasste.
Nichts war in Ordnung.
Die Welt war krank und verrückt.

Und sie wäre krank und verrückt geblieben, …
wenn der Hass nicht die blauen Augen der Liebe unter Milliarden anderen wiedergefunden hätte. Allerdings wohnte der Hass in der Gedankenwelt und die Liebe in der Realität. Seine Liebe war müde, schmutzig und geschunden, aber sie kämpfte gnadenloser als alle anderen. Der Hass, der nie aufgehört hatte, die Liebe zu lieben, fiel in ihre Gedanken ein, las ihre Träume und beobachtete ihre Schritte.
Am allermeisten berührte ihn, dass die Liebe die gleiche Sehnsucht wie er verspürte; nach all der Zeit sehnte sich die Liebe nach dem Hass und umgekehrt. Die Liebe sprach auf ihre Art immer wieder in Gedanken mit dem Hass.

L: „Oh Hasshase, siehst du den schönen Sonnenaufgang?"
H: „Liebe, ich sehe nur dich. Wenn ich zwischen dir und dem Sonnenaufgang wählen müsste, ich würde immer nur dich wählen."

L: „Mir fehlen Umarmungen. Nein, nicht Umarmungen. Mir fehlt deine Umarmung."
H: „Liebe, ich halte dich in Gedanken so fest umarmt, wie es nur geht. Ich lass dich
nicht mehr los. Ich kann nichts mehr anderes tun, als an dich zu denken."
L: „Ich habe solch ein Sehnen in mir, das unvergleichbar scheint, mit nichts auf der
Welt. Ich vermisse dich über meine Welt hinaus, Hass."
H: „Du bist meine Liebe und ich vermisse dich auch über die Welten hinaus."
L: „Wir müssen nicht traurig sein, Hasshase. Wir dürfen zwar nicht zusammenleben,
aber wir können zusammen sterben. Irgendwann, wenn unsere Zeit gekommen ist
und wenn unsere Herzen bereit sind, den letzten Takt zu schlagen, werden wir das ge-
meinsam tun. Wir sehnen uns in unsere Nähe und schlafen zusammen ein."
H: „Ich schenke dir gerne meinen letzten Herztakt. Ich schenke dir alles, Liebe."
L: „Weißt du, wenn unsere Herzen zusammen aufhören zu schlagen, dann haben wir
ein neues Gefühl geboren. Das Gefühl der wahren Liebe."

Nach vielen Jahren hörte tatsächlich das Herz des Hasses im selben Augenblick auf
zu schlagen wie das Herz der Liebe. War es Zufall, Schicksal oder Wille? Es war einfach so. Über die zwei Welten hinweg stiegen ihre Seelen empor und vereinten sich
über dem Universum. Eine neue Realität wurde erschaffen, die Realität der wahren
Liebe, entstanden aus zwei.
Aus Hass und Liebe.

3.5 Analyse der Krankheitseinsicht

Diese Gedichte sind ein wichtiges Beispiel für die Selbstanalyse und die Selbstreflexion. Sie spielen eine entscheidende Rolle für das Bewusstsein der eigenen
Krankheit. Die Sprache der Poesie hat eine weitere, fruchtbare Möglichkeit für
einen zielführenden psychotherapeutischen Dialog geschaffen. Durch diese Texte
wird es vielleicht möglich sein, einige Aspekte der bipolaren Störung und des
emotionalen und sensorischen Universums (Berühren, Sehen, Schmecken, Hören,
Riechen), das sie charakterisiert, besser zu verstehen, zumindest auf die Art und
Weise, wie dies durch Frau T. H. dargestellt und vermittelt wurde.

Ängste und Zwangsgedanken sind Kräfte, die die Freiheit und die Selbst-
bestimmung eines Erkrankten stark einschränken oder sogar unterdrücken. Panik
und Depression halten Patienten in Schach und machen sie unfähig, ihr eigenes
Leben frei zu führen. Schreiben ist in diesem Fall gleichzeitig ein diagnostisches
und therapeutisches Mittel: diagnostisch, weil es uns erlaubt, die Krankheit durch
Worte zu verstehen und zu kommunizieren; therapeutisch, weil die literarische
Produktion sowohl eine bewusste Distanzierung als auch eine Selbstreflexion
über das eigene psychopathologische Erleben ermöglicht.

Im Folgenden lesen wir Texte von Frau T. H., die ihre Krankheitswahr-
nehmung mitteilen und durch die sich ihre Selbstreflexion erweitert und vertieft.

Der erste Text, den ich hier präsentiere, lautet *Über die Erkrankung* und er beschreibt plastisch und bildlich die Polaritäten, die Stimmungen, die Wahrnehmungen, die Gefühle, die Gedanken, die im Verlauf der Erkrankung auftreten.

Über die Erkrankung

Manchmal fühle ich mich in der Erkrankung wie ein Blatt. Es gibt Zeiten, da tanze ich voller Elan, mit einer freudigen Sorglosigkeit mit dem Wind. Dann wieder werde ich müde und bin dermaßen erschöpft, dass ich mich kaum noch rühren kann. Dann liege ich wie ein schweres, regennasses Blatt auf dem harten Boden und fühle mich unendlich leer. Ich habe das Gefühl innerlich zu erfrieren und die Einsamkeit drückt gegen meine Brust.

In besonders schweren Zeiten bin ich nicht mehr in der Lage, mich selbst zu begreifen. Die Realität verschwimmt dann langsam und unmerklich vor meinen gesunden Augen. In mir drinnen bauen sich die fürchterlichsten Gedankenkämpfe auf, ich kämpfe für das Gute mit untypischen Mitteln, ich kämpfe mit dem Wahnsinn. Der Wahnsinn lässt mich verrückte Dinge tun.
Ich bin empfindlich, vieles ist übermäßig intensiv: Gerüche, Geräusche und Geschmäcker.
Besonders faszinierend finde ich immer wieder Augenpaare, irgendwie strahlen sie viel mehr als sie es in der Realität je könnten.
Ich mache auch Sachen, die schlecht für mich sind. Ich fange an zu rauchen, obwohl ich es schon seit Jahren aufgegeben habe, ich esse ausschließlich Schokolade, obwohl ich Übergewicht habe.
Manchmal schmeckt alles anders, ich kann dann nur noch bestimmte Dinge essen und trinken.
Auch Lichter und Farben nehme ich intensiver wahr, alles in mir scheint zu rebellieren und zeigt mir eine Welt jenseits unserer Realität.

In diesem Moment mache ich mir keine Gedanken über meine Seltsamkeit, weil sie mir in diesem Augenblick noch selbstverständlich erscheint.
Würde nicht jeder von uns für das Gute einstehen. Würde nicht jeder von uns die Welt retten, wenn er es könnte. In meinen Krankheitsphasen wird der „Ich würde…“-Gedanke meist von einem „Ich kann…“-Gedanken abgelöst. Das Schlimme daran ist, dass ich dann wirklich oft denke, dass völlig unrealistische Dinge funktionieren.
Immer wieder begehe ich naive, dümmliche und kranke Taten zum angeblichen Wohl der Menschheit. Ich habe mich selbst verloren und ich weiß nichts, das mich zurückholen könnte.

Ich bin unheimlich getrieben, von Angst und Mut gleichzeitig. Manchmal laufe ich durch die Gegend und mache Dinge intuitiv oder auch im Affekt. Einmal habe ich in Puderzucker reingepustet und gelacht, als alles weiß war oder ich habe Speisesalz durch die Nase gesnieft. Manchmal habe ich auch einen innerlichen Druck, ich habe dann Angst, einen Fehler zu machen.

Ich halte mich selbst für den Nabel der Welt, ich nehme mich selbst zu wichtig, aber ich bin der Nabel der Welt, definitiv der Nabel meiner Welt.

Ich wünsche mir so sehr, ich hätte diese Erkrankung nicht. Sie hat so viel Traurigkeit und Leid und viele, viele, schwere Stunden in mein Leben getragen. Schon allein bei dem Gedanken an meine Familie treibt es mir die Tränen in die Augen, ich weiß gar nicht, warum diese lieben Menschen das aushalten müssen. Ich schäme mich dafür, dass ich so bin wie ich bin, wenn ich krank bin.
Ich würde das so gerne ändern, aber ich fühle mich wie ein Dopsball. Ein Dopsball, von dem man nicht weiß, ob er nicht gerade in eine Depression rollt oder hoch in eine Manie springt.
Ich wünsche mir Stabilität und einfach ein bisschen Ruhe. Ich wünsche mir Medikamente, bei denen ich mich noch fühlen kann. Ich wünsche mir eine Therapie mit mehr Umarmungen.
Und ich wünsche mir Liebe und nur etwas Verständnis, weil Verständnis schwierig ist und ich selbst nicht alles verstehen kann.

Der Text *Gedankenkämpfe* schildert die emotionale und geistige Anspannung und Auseinandersetzung der Patientin mit ihrer Erkrankung und die Rolle von Frau T. H. im Wirbel der pathologischen Leidenschaften. Durch die literarische Produktion versucht Frau T. H. Abstand von ihrer Symptomatik zu halten und mehr Selbstreflexion und Stabilität zu gewinnen. Frau T. H. ringt darum, in der Auseinandersetzung mit der Krankheit eine gestaltende Rolle zu übernehmen, um den zerstörerischen Konsequenzen nicht passiv ausgeliefert zu sein.

Gedankenkämpfe

Ich war so verloren…
Ich habe sie gehört, gesehen und gespürt, die unsichtbaren Gedankenkämpfe.
Spinnenartig versuchen sie mich mit ihren Verknüpfungen in den Wahnsinn zu treiben.
Ohne Gnade führen sie mich vor und lassen mich lächerlich erscheinen.
Ein dumpfes tiefes Schwarz, das keine Grenzen kennt.
Gefühllos und stumpf, mit ihren millionenfachen, manipulierten Marionetten, versponnen, um zu dienen.

Ich habe ihr Lachen gehört,
die Angst ließ mich immer wieder in den Wahnsinn fallen.
Ich tanze wie eine Marionette für sie,
verliere alles, was ich habe, sogar mein Gefühl.
Danach liege ich leblos, nutzlos, tränenlos und taub in der
schwärzesten Dunkelheit. Auf mir liegt eine Schwere, die nicht
beschreibbar ist, ihr Ziel ist es, mich leer zu saugen.

Sie spielen mit mir,
sie spielen mit allem,
was mich ausmacht!
Meinem Leben.
Meiner Hoffnung.
Meiner Vernunft.
Meinen Gefühlen.
Und meiner Liebe.

Ich kämpfe immer weiter, aber das Böse wartet, wittert die Chance, es will mich tanzen lassen. Es will, dass ich in der Reihe tanze, in der Reihe mit den anderen Soldaten. Aber ich bin kein guter Reihentänzer, also flippe ich aus.
Das Böse weiß, dass ich weiß, dass es das Böse ist.
Es setzt alles daran, mich zu zerstören.
Am Anfang trieb die Angst mich in den Wahn, jetzt ist es teilweise meine gefährliche Berechnung und mein Glaube daran, dass mit unserer Welt etwas nicht stimmt.

Ich habe sie gehört, gesehen und gespürt, die unsichtbaren Gedankenkämpfe.
Ich sehe ihre unsichtbaren Fäden, die sie um die Menschen legen.
Unsichtbare Fäden, gefüllt mit Schwärze.
Gefüllt mit Schmerz, Gewalt, Angst, Zorn, Berechnung und Hass.

Das ist die Offenbarung unsere Welt.
Die bösen Gedanken tragen die Schuld.
Kein Mensch wird böse geboren.
Menschen werden böse gemacht.
Von Gedanken und Umständen.
Vom Leben, das ums Überleben kämpft.
Und von unmenschlicher, schwarzer Energie.

Ich werde jetzt genauso viel Gnade aufbringen wie sie,
sie haben mich unterschätzt.
Jetzt spiele ich mit ihnen. Jetzt webe ich.
Heuchlerisch, verlogen, heimtückisch, brutal und zerstörerisch.
Ich habe meine Gnade verloren.
Ich habe mein Mitleid verloren.
Ich habe meine Angst verloren.

Ich werde jeden schlechten Gedankenfitzel dermaßen zerbomben
und ihm einen Tritt versetzen, dass er genau dorthin zurückkehrt,
wo er hergekommen ist.

Leider wissen die Menschen nicht, was gespielt wird,
sie wissen nicht um wieviel es eigentlich geht.
Sie haben nicht verstanden, dass böse Gedanken wie eine
Krankheit unser Gehirn befallen haben.

Aber das Universum steht uns bei, es knüpft Lichtfäden, die wie Zufall erscheinen.
Gefüllt mit Liebe, Glück, Mut, Hoffnung
und Weisheit. Das Universum ist unser Gutes. Es ist das Gegenteil
von dem, was das Böse machen will.

Ich bin ein Teil dieses Universums und es liebt mich.
Es liebt UNS.
Es liebt auch den schlimmsten aller Menschen und es kämpft,
dass wir nicht zu Soldaten werden.
Es kämpft dafür, dass wir zu Kämpfern werden.
Zu GEDANKENKÄMPFERN

Diese Texte können als Bericht der Patientin über ihre Symptomatik konzipiert werden, ebenso können sie als psychotherapeutische Ressource für Hilfe und Unterstützung in schwierigsten Momenten verstanden werden. In dieser Hinsicht markiert das Schreiben von *Ein Brief an mich* einen der höchsten und bedeutendsten Momente dieses Buches und der Selbstreflexion der Patientin:

Ein Brief an mich

Hey,
Wahrscheinlich machst du gerade im Moment wieder viel durch. Du weißt vielleicht nicht, was du glauben sollst oder du fühlst dich getrieben Dinge zu tun, die nicht normal sind. Das musst du aber nicht, du kannst dich entspannen, du musst das nicht tun, du kannst es einfach lassen. Es ist alles in Ordnung, du weißt, was du glaubst. Du glaubst daran, dass du ein **Teilchen vom Universum** bist. Alles ist gut, verwirrende Gedanken verunsichern dich.
Vielleicht erzählen sie dir, dass du die Welt retten musst. **Sie lügen!** Du musst nichts tun, außer Du zu sein. Du glaubst an das Gute und an die Liebe. Es gibt keine Gedankenkämpfe die du gewinnen musst. Du bist mutig und stark, also hab keine Angst. **Hab keine Angst** vor deinen Gedanken, lass dich nicht von ihnen zur Marionette machen. Das Böse hat keine Macht über dich. Das Böse existiert in dir nicht. Auch wenn Zufälle dich verwirren, lass dich nicht täuschen. Du musst das Gedankenspiel nicht mitspielen. **Du schaffst es die Kontrolle zu behalten.** Schlag die Angst in dir kaputt, du bist Rocky Balboa, du stehst immer wieder auf. Lasse nur gute Gedanken zu, **schau dir Bilder an von Menschen die du liebst**, immer wieder. **Bleibe in der Realität.** Dem Universum kannst du alles erzählen. Dein Glaube heißt Universum. Du musst dich nicht fürchten, vor gar nichts. Alles hat seinen Platz, du musst keine komplizierten Lösungen finden. Weil die Lösung in Dir, einfach ist. **Du bist Liebe** und ein **Teil des Universums. Das reicht. Immer.**

Zum Schluss

4

Das Wissen des klinischen Psychologen und des Psychiaters erfährt eine substanzielle Erweiterung durch die Beiträge der Geisteswissenschaften. Im vorliegenden Werk entfalten wir einen fruchtbaren Dialog zwischen Psychopathologie und Lyrik, zwischen Phänomenologie und Medizin. Dieses Buch versteht sich als Einladung, den erkenntnisträchtigen Diskurs zwischen Psychiatrie und Philosophie weiterzuführen und zu vertiefen. Psychiatrie und Psychologie nehmen eine vermittelnde Stellung zwischen Natur- und Geisteswissenschaften ein – eine epistemologische Schnittstelle, die nicht nur ihre theoretische Relevanz unterstreicht, sondern zugleich ein erhebliches Potenzial für interdisziplinäre Erkenntnisgewinne birgt.

P. Parisi, *Phänomenologie der bipolaren Störung*, essentials, https://doi.org/10.1007/978-3-662-72711-9_4

Was Sie aus diesem *essential* mitnehmen können

- Es gibt unterschiedliche Formen von bipolarer Störung.
- Die Anamnese ist für die Diagnostik sehr relevant.
- Sowohl die schwer depressiven Episoden als auch die manischen Phasen können eine deutliche Änderung der Zeit- und Raumwahrnehmung verursachen.
- Die klinische Arbeit des Psychiaters und des Psychotherapeuten profitieren von den Geisteswissenschaften.

P. Parisi, *Phänomenologie der bipolaren Störung*, essentials,
https://doi.org/10.1007/978-3-662-72711-9

Literatur

Akiskal, H. S., Pinto, O. (1999). The Evolving Bipolar Spectrum. Prototypes I, II, III and IV. *Psychiatric Clinics of North America. 22*, 517–534.

Amador, X. F., David, A. S. (2004). *Insight and Psychosis*. New York, Oxford University Press.

Amador, X. F., Flaum, M., Andreasen, N. C., Strauss, D. H., Yale, S. A., Clark, S. C., Gorman, J. M. (1994). Awareness of Illness in Schizophrenia and Schizoaffective and Mood Disorders. *Archives of General Psychiatry*, 51, 826–836.

Augustinus (1965), *Confessiones*, Città Nuova, Roma.

Ayano, G., Shumet, S., Tesfaw, G., Tsegay, L. (2020). A Systematic Review and Meta-Analysis of the Prevalence of Bipolar Disorder Among Homeless People. *BMC Public Health, 20*, 731–741.

Baune, B. T., Malhi, G. S. (2015). A Review on the Impact of Cognitive Dysfunction on Social, Occupational, and General Functional Outcomes in Bipolar Disorder. *Bipolar Disorders, 17*, 41–55.

Bergson, H. (2013), *Philosophie der Dauer*, Meiner Verlag, Hamburg.

Bergson, H. (2019), *Durée et simultanéité*, FUF, Paris.

Binswanger, L. (1993), *Grundformen und Erkenntnis menschlichen Daseins*, Roland Asanger Verlag, Heidelberg.

Blankenburg, W. (2012), *Der Verlust der natürlichen Selbstverständlichkeit*, Parodos Verlag, Berlin.

Bolton, S., Warner, J., Harriss, E., Geddes, J., Saunders, K. E. A. (2021). Bipolar Disorder: Trimodal Age-At-Onset Distribution. *Bipolar Disorders, 23*, 341–356.

Caldieraro, M. A., Dufour, S., Sylvia, L. G., Gao, K., Ketter, T. A., Bobo, W. V., Walsh, S., Janos, J., Tohen, M., Reilly-Harrigton, N. A., McElroy, S. L., Shelton, R. C., Bowden, C. L., Deckersbach, T., Nierenberg, A. A. (2018). Treatment Outcomes of Acute Bipolar Depressive Episode with Psychosis. *Depression and Anxiety, 35*, 402–410.

Campana, D. (2017), *Canti orfici*, Edimedia, Firenze.

Canuso, C. M., Bossie, C. A., Zhu, Y., Youssef, E., Dunner, D. L. (2008). Psychotic Symptoms in Patients with Bipolar Mania. *Journal of Affective Disorders, 111*, 164–169.

© Der/die Herausgeber bzw. der/die Autor(en), exklusiv lizenziert an Springer-Verlag GmbH, DE, ein Teil von Springer Nature 2025

P. Parisi, *Phänomenologie der bipolaren Störung*, essentials,
https://doi.org/10.1007/978-3-662-72711-9

Carvalho, A. F., Dimellis, D., Gonda, X., Vieta, E., McIntyre, R. S., Fountoulakis, K. N. (2014). Rapid Cycling in Bipolar Disorder: A Systematic Review. *The Journal of Clinical Psychiatry, 75,* 578–586.

Clemente, A. S., Diniz, B. S., Nicolato, R., Kapczinski, F., Soares,J. C., Firmo, J. O., Castro-Costa, É. (2015). Bipolar Disorder Prevalence: A Systematic Review and Meta-Analysis of the Literature. *Revista Brasileira de Psiquiatria, 37,* 155–161.

Daban, C., Martinez-Aran, A., Torrent, C., Tabares-Seisdedos, R., Balanza-Martinez, V., Salazar-Fraile, J. (2006). Specificity of Cognitive Deficits in Bipolar Disorder Versus Schizophrenia. A Systemic Review. *Psychotherapy and Psychosomatics, 75,* 72–84.

De Assis da Silva, R., Mograbi, D. C., Silva Silveira, L. A., Santos Nunes, A. L., Novis, F. D., Landeira-Fernandez, J., Cheniaux, E. (2015). Insight Across the Different Mood States of Bipolar Disorder. *Psychiatric Quarterly,* 86(3), 395–405.

Dell'Osso, L., Pini, S., Cassano, G. B., Mastrocinque, C., Seckinger, R. A., Saettoni, M., Papasogli, A., Yale, S. A., Amador, X. F. (2002). Insight into Illness in Patients with Mania, Mixed Mania, Bipolar Depression and Major Depression with Psychotic Features, *Bipolar Disorders. An International Journal of Psychiatry and Neurosciences,* 4, 315–322.

Dilthey, W. (2017). *Einleitung in die Geisteswissenschaften,* Holzinger Verlag, Berlin.

Fuchs, T. (2008), *Leib, Raum, Person. Entwurf einer phänomenologischen Anthropologie,* Klett-Cotta, Stuttgart.

Ghaemi, S. N., Hebben, N., Stoll, A. L., Pope, H. G. J. (1996). Neuropsychological Aspects of Lack of Insight in Bipolar Disorder: A Preliminary Report. *Psychiatry Research,* 65, 113–120.

Gigante, A. D., Barenboim, I. Y., Dias, R., Toniolo, R. A., Mendonça, T., Miranda-Scippa, A., Kapczinski, F., Lafer, B. (2016). *Revista Brasileira de Psiquiatria,* 38, 270–274.

Heidegger, M. (2006), *Sein und Zeit,* Max Niemeyer Verlag, Tübingen.

Hölderlin, F. (2015), *Sämtliche Gedichte. Text und Kommentar,* Deutscher Klassiker Verlag, Berlin.

Husserl, E. (2009), *Ideen zu einer reinen Phänomenologie und phänomenologischen Philosophie,* Meiner Verlag, Hamburg.

Husserl, E. (2013), *Zur Phänomenologie des inneren Zeitbewusstseins,* Meiner Verlag, Hamburg.

Jaspers, K. (2012), *Allgemeine Psychopathologie,* Springer, Berlin-Heidelberg-New York.

Jones, S., Hayward, P., Lam, P. (2008), *Il disturbo bipolare. Una guida per affrontare la malattia,* Springer, Milano; Assion, H.-J., Brieger, P., Hautzinger, M., Bauer, M. (2021), *Bipolare Störungen. Das Praxishandbuch,* Kohlhammer, Stuttgart.

Joslyn, C., Hawes, D. J., Hunt, C., Mitchell, P. B. (2016). Is Age of Onset Associated with Severity, Prognosis, and Clinical Features in Bipolar Disorder? A Meta-Analytic Review. *Bipolar Disorders, 18,* 389–403.

Kieseppa, T., Partonen, T., Haukka, J., Kaprio, J., Looqvist, J. (2004). High Concordance of Bipolar I Disorder in a Notionwide Sample of Twins. *American Journal of Psychiatry, 161,* 1814–1821.

Kilziet, N., Akiskal, H. S. (1999), Rapid-Cycling Bipolar Disorder. An Overview of Research and Clinical Experience. *Psychiatric Clinics of North America, 22,* 585–607.

Látalová, K. (2012). Insight in Bipolar Disorder. *Psychiatric Quarterly,* 83(3), 293–310.

Lieb, K., Frauenknecht, S. (2019). *Intensivkurs Psychiatrie und Psychotherapie.* Elsevier.

Ligi, G. (2011), *Il senso del tempo. Percezioni e rappresentazioni del tempo in antropologia culturale*, Unicopli, Trezzano sul Naviglio.

Lima, I. M. M., Peckham, A. D., Johnson. S. L. (2018). Cognitive Deficits in Bipolar Disorders: Implications for Emotion. *Clinical Psychology Review, 59*, 126–136.

Lindenmayer, J.-P., Bossie, C. A., Kujawa, M., Zhu, Y., Canuso, C. M. (2008). Dimensions of Psychosis in Patients with Bipolar Mania as Measured by the Positive and Negative Syndrome Scale. *Psychopathology, 41*, 264–270.

Malhi, G. S., Ivanovski, B., Hadzi-Pavlovic, D., Mitchell, P. B., Vieta, E., Sachdev, P. (2007). Neuropsychological Deficits and Functional Impairment in Bipolar Depression, Hypomania and Euthymia. *Bipolar Disorders, 9*, 114–125.

McGuffin, P., Rijsijk, F., Andrew, M., Sham, P., Katz, R., Cardano, A. (2003). The heritability of Bipolar Affective Disorder and the Genetic Relationship to Unipolar Depression. *Archives of General Psychiatry, 60*, 497–502.

Merini, A. (2018), *Il suono dell'ombra. Poesie e prose (1953–2009)*, Mondadori, Milano.

Merleau-Ponty, M. (1976), *Phénoménologie de la perception, Gallimard*, Paris.

Minkowski, E. (2013), *Le temps vécu. Études phénoménologiques et psychopathologiques*, PUF, Paris.

Minkowski, E. (2013). *Le temps vécu*, PUF, Paris.

Minty, A. R., Dobson, K. S., Romney, D. M. (2003). Insight in Schizophrenia: A Meta-Analysis. *Schizophrenia Research, 61*, 75–88.

Miola, A., Fountoulakis, K. N., Baldessarini, R. J., Veldic, M., Solmi, M., Rasgon, N., Ozerdem, A., Perugi, G., Frye, M. A., Preti, A. (2023). *Journal of Psychiatric Research, 164*, 404–415.

Müller, J. K., Leweke, F. M. (2016). Bipolar Disorder: Clinical Overview. *Medizinische Monatsschrift für Pharmazeuten, 39*, 363–369.

Nehme, E., Obeid, S., Hallit, S., Haddad, C., Salame, W., Tahan, F. (2018). Impact of Psychosis in Bipolar Disorder During Manic Episodes. *The International Journal of Neuroscience, 128*, 1128–1134.

Orilia, F. (2012), *Filosofia del tempo. Il dibattito contemporaneo*, Carocci, Roma.

Pallanti, S., Quercioli, L., Pazzagli, A., Rossi, A., Dell'Osso, L., Pini, S., Cassano, G. B. (1999). Awareness of Illness and Subjective Experience of Cognitive Complaints in Patients with Bipolar I and Bipolar II Disorder. *American Journal of Psychiatry*, 156, 1094–1096.

Parisi, P. (2024), *A Phenomenological Interpretation of Schizophrenia. Subjectivation, Framework and Perspective*, Springer, Heidelberg.

Pini, S., Dell'Osso, L., Amador, X. F., Mastrocinque, C., Saettoni, M., Cassano, G. B. (2003). Awareness of illness in patients with bipolar I disorder with or without co-morbid anxiety disorders. *Australian and New Zealand Journal of Psychiatry*, 37, 355–361.

Pini, S., Dell'Osso, L., Mastrocinque, C. (1999). Axis I Comorbidity in Bipolar Disorder with Psychotic Features. *British Journal of Psychiatry*, 175, 467–471.

Ratcliffe, M. (2015), *Experiences of Depression: A Study in Phenomenology*, Oxford University Press, Oxford.

Ricoeur, P. (1991), *Temps et récit*, Seuil, Paris.

Samalin, L., De Chazeron, I., Vieta, E., Bellivier, F., Llorca, P.-M. (2016). Residual Symptoms and Specific Funcional Impairments in Euthymic Patients with Bipolar Disorder. *Bipolar Disorders, 18*, 164–173.

Sass, L. A. (1992), *Madness and Modernism*, Harvard University Press, Cambridge, MA.

Solé, B., Bonnin, C. M., Torrent, C., Balanzá-Martínez, V., Tabarés-Seisdedos, R., Popovic, D., Martínez-Arán, A., Vieta, E. (2012). Neurocognitive Impairment and Psychosocial Functioning in Bipolar II Disorder. *Acta Psychiatrica Scandinavica, 125*, 309–317.

Stanghellini, G. (2017), *Lost in Dialogue. Anthropology, Psychopathology, and Care*, Oxford University Press, Oxford.

Strakowski, S. (2014), *Bipolar Disorder*, Oxford University Press, Oxford.

Taroni, P. (2000), *Tempo interiore, tempo oggettivo. Bergson e Piaget. Il concetto di tempo dalla filosofia della vita all'epistemologia genetica*, QuattroVenti, Urbino.

Taroni, P. (2012), *Filosofie del tempo. Il concetto di tempo nella storia del pensiero occidentale*, Mimesis, Sesto San Giovanni.

Thompson, J. M., Gray, J. M., Crawford, J. R., Hughes, J. H., Young, A. H., Ferrier, I. N. (2009). Differential Deficit in Executive Control in Euthymic Bipolar Disorder. *Journal of Abnormal Psychology, 118*, 146–160.

Trede, K., Salvatore, P., Beathge, C., Gerhard, A., Maggini, C., Baldessarini, R. J. (2005). Manic-Depressive Illness: Evolution in Kraepelin's Textbook 1883–1926. *Harvard Review of Psychiatry, 13*, 155–178.

Van der Werf-Eldering, M. J., Van der Meer, L., Burger, H., Holthausen, E. A., Nolen, W. A., Aleman, A. (2011). Insight in Bipolar Disorder: Associations with Cognitive and Emotional Processing and Illness Characteristics. *Bipolar Disorders. An International Journal of Psychiatry and Neurosciences*, 13(4), 343–54.

Varga, M., Magnusson, A., Flekkøy, K., David, A. S., Opjordsmoen, S. (2007). Clinical and Neuropsychological Correlates of Insight in Schizophrenia and Bipolar I Disorder: Does Diagnosis matter?. *Comprehensive Psychiatry*, 48, 583–591.

Varga, M., Magnusson, A., Flekkøy, K., Rønneberg, U., Opjordsmoen, S. (2006). Insight, Symptoms and Neurocognition in Bipolar I Patients. *Journal of Affective Disorders*, 91(1), 1–9.

Videira Días, V., Brissos, S., Martínez-Arán, A., Kapczinski, F. (2008). Neurocognitive Functioning in Euthymic Patients with Bipolar Type I Disorder. *Acta Medica Portuguesa, 21*, 527–538.

Zaccagni, M., Colombo, P. P., Aceti, F. (2008). Storia del disturbo bipolare: da Areteo di Cappadocia al DSM-IV e bipolar spectrum. *Rivista di Psichiatria, 43*, 348–360.